健康 Smile 91

健康
Smile 91

不想生病就搞定
自律神經

（大開本新裝版）

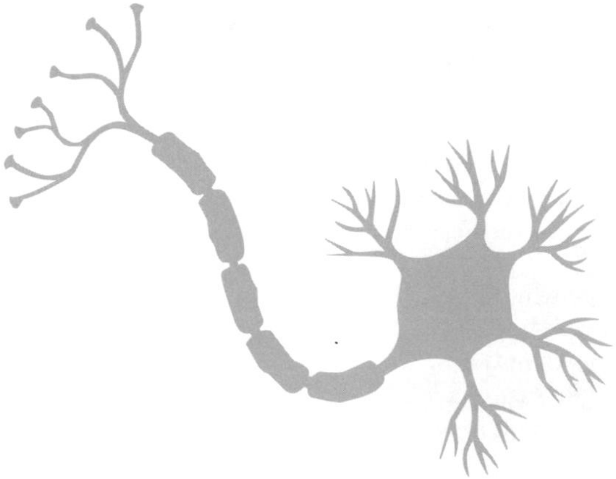

郭育祥◎著

健康smile.91

不想生病就搞定自律神經（大開本新裝版）

作　　者　郭育祥
文字協力　發言平台創意整合有限公司
美術設計　Wener
封面設計　劉玉堂
美　　編　吳佩真、李緹瀅
文　　編　謝孟希、黃小燕
主　　編　高煜婷
總 編 輯　林許文二

出　　版　柿子文化事業有限公司
地　　址　11677台北市羅斯福路五段158號2樓
業務專線　（02）89314903#15
讀者專線　（02）89314903#9
傳　　真　（02）29319207
郵撥帳號　19822651柿子文化事業有限公司
投稿信箱　editor@persimmonbooks.com.tw
服務信箱　service@persimmonbooks.com.tw

初版一刷　2010年09月
二版一刷　2014年10月
三版一刷　2023年02月
定　　價　新台幣430元
I S B N　978-626-7198-28-5

業務行政　鄭淑娟・陳顯中

國家圖書館出版品預行編目(CIP)資料

不想生病就搞定自律神經（大開本新裝版）／郭育祥作.
--三版. --臺北市：
柿子文化，2023.02
面；　公分. --（健康smile；91）
ISBN 978-626-7198-28-5（平裝）
1.CST:自主神經系統疾病 2.CST:健康法

415.943　　112000159

好評推薦

（依姓氏筆劃順序排列）

──王怡仁──家庭醫學科專業醫師，《不只是奇蹟》、《武俠身心靈診療室》、《不藥而癒》作者

行醫多年以來，我一直有種感觸，那就是「生病其實是生命的恩典」，因為身體是心靈的一面鏡子，透過疾病，我們才能更輕易地發現自己的內在出了什麼問題，而自律神經失調，就是典型的心理與生理相互影響的疾病。

在郭育祥醫師這本《不想生病就搞定自律神經》裡，讀者們可以在郭醫師深入淺出的圖文引領下，輕鬆地認識什麼叫自律神經、什麼又叫自律神經失調。除了統整西醫與中醫關於自律神經失調的相關資料，為了讓讀者們都可以學以致用，細心的郭醫師還別出心裁地介紹了可以改善自律神經失調的「四大呼吸祕訣」，只要熟記口訣，誰都可以成為調整自律神經的高手。

你是那種常常口乾舌燥、腰痠背痛、失眠、頭痛，卻找不到醫師可以一次解決

你所有毛病的人嗎？又或者你是那種明明被職場與家庭壓得喘不過氣來，卻還不清楚自己是「被壓力追著跑」的人呢？如果是，我推薦你打開這本書，或許你會驚訝地發現，郭醫師寫的就是你。那麼，又該如何讓自己從身心的困擾中走向喜樂與健康呢？這本書將會告訴你最好的答案！

——林耿立——松德精神科診所院長

「醫師，我覺得心悸、胸悶、喘不過氣來，然後常常脹氣、拉肚子、跑廁所，晚上也經常失眠、全身不舒服，現在則是頭痛、頭暈、手腳發麻，我會不會是得了什麼病啊？」

上述是許多從門診、急診轉介到身心科的病人常見的對話。他們總是在做過許多檢查後，卻依舊找不出實質的生理病灶。其實這些患者常合併有焦慮、神經質的傾向，也就是過去說的「神經衰弱」，現在則稱為「自律神經失調」，但由於目前社會對於這個疾病仍有許多不清楚之處，患者往往很難相信自己有身心科的問題。

郭育祥醫師是精神醫療領域的前輩，也是自律神經失調症協會的理事長，在這個領域有相當豐富的經驗與鑽研，這本著作便是郭醫師匯集多年的經驗所完成。書中分別從中西醫觀點介紹自律神經的概念與病因，再詳盡說明如何面對壓力，以及在醫療上所應注意的事項。

讓人佩服的是郭醫師不但學術豐厚，文筆也相當地幽默，文字敘述更是淺白易懂，真正貼近一般大眾健康照護的需求。相信讀者必定能在閱讀之後豁然開朗，對於自律神經失調有更多了解。

同樣身為精神科醫師，我衷心地推薦這樣的一本好書，希望藉由此書能給大眾對於身心症更深一步的了解！

—涂醒哲— 財團法人生物技術開發中心董事長

郭育祥醫師是台灣少數兒童青少年精神科專家，在他執業的過程中，看到不管大人、小孩，很多病人都受自律神經失調之苦，遂成立自律神經失調症協會，擔任理事長，並發願在百忙之中寫出這本平易近人的《不想生病就搞定自律神經》。

自律神經失調可說是現代文明病，現代人太過忙碌、太多壓力，在不知不覺中造成身體的不適。一般民眾比較知道什麼是中樞神經系統的疾病，如腦中風，也知道周圍神經系統的疾病，如顏面神經麻痺、坐骨神經痛，但對於什麼是自律神經、為什麼會失調、如何診斷和治療等，大多數的人——包括醫師——都不很清楚，也因此常常疏於防範、延誤就醫，長期受自律神經失調之苦。

在這本《不想生病就搞定自律神經》當中，郭醫師透過生動的解說、真實的個案描述、詳盡的理論分析，讓讀者可以更完整地了解自律神經失調。尤其難得的是，郭醫師融合中西醫，把傳統醫學中對自律神經失調的論述予以科學解釋，讓一般較信賴傳統醫學的讀者也能心領神會。壓力、焦慮、緊張……都會造成身體的疾病，統稱「心身病」，有的表現在周邊神經病變，如肌肉僵硬，有的表現在自律神經的失調。

由於自律神經失調的原因來自精神狀態的處理不當，因此，除了症狀治療，減少惡性循環外，郭醫師也提出很多實用的自我評分表，以利讀者能早期偵測到自己有無自律神經的毛病。一旦有問題，郭醫師也不厭其煩地教導讀者，如何解除壓力、如何飲食調整、如何呼吸調控，不但可以讓你免除自律神經失調之苦，也可以改善免疫力，減少癌症及一些慢性疾病的發生。

這是認識自律神經失調的最佳專書，想健康一生的現代人不能不讀，是為之序。

——莊凱迪——前台北慈濟醫院身心科主任、前臺中榮民總醫院一般精神科主任

自律神經失調的病患，常常在各種不同的科別看診吃藥，卻因為沒有診斷出來，或是診斷了卻沒有對症下藥，而一直沒有治好。其實，自律神經是一個可以治好的疾病，只要你先好好把這本介紹自律神經失調症的書讀一讀。

目錄 Contents

好評推薦 03
前言 13

Part 1 什麼是自律神經失調？ 15

Chapter 1 你可能也有自律神經失調 16

千面女郎——大病小病都是她 18
疾病骨牌效應－自律神經失調不是小問題
二十一世紀健康最大殺手 23

Chapter 2 認識自律神經失調 26

Q．什麼是自律神經？ 26
不受大腦控制的自律神經 27
遍佈身體各器官 29
交感神經與副交感神經－最佳搭檔——急驚風與慢郎中－「戰或逃反應」與「休息安眠系統」
自律神經＆情緒 35
自律神經＆免疫力 36
自律神經＆大腦 38
＊中醫怎麼說：自律神經的陰陽概念＊ 42
Q．造成自律神經失調的主因是？ 48

自律神經失調症3大類型 49
體質型——體虛的人要注意／壓力型——性格是主要關鍵／精神型——「太閒」的後果
節奏被打亂，功能便紊亂 53
太理性會造成自律神經失調？ 54
小心內分泌失調 56
＊中醫怎麼說：中國醫聖談自律神經失調＊ 58
Q．更年期就會自律神經失調嗎？ 65
Q．自律神經失調就是憂鬱症嗎？ 66
Q．哪些人容易有自律神經失調的問題？ 67
被壓力追著跑的人 68
壓力有好壞之分？／為什麼感覺沒壓力還生病？／好命的草莓族也有壓力!?
夜貓族也要小心 85
【自律神經失調和你想的不一樣】①自律神經失調是精神病？②自律神經失調的人都有攻擊性？③自律神經失調的人沒辦法正常工作？④女生才會有自律神經失調的問題？ 87

Part 2 我有自律神經失調嗎？ 93

Chapter 3 自律神經失調讓你大小毛病連環爆 94
Q．自律神經失調會怎麼樣？ 94
損壞身體器官 95
減少十年壽命——失眠的連鎖反應 98
間接過勞死／增加意外風險
關鍵時刻，總是搞砸 101
與幸福擦身而過 102

家庭失和的元凶 102
Q．自律神經失調有明顯特定的症狀嗎？ 103
每個人的問題都不太一樣 103
自律神經失調會出現的症狀－自律神經失調所引起的特定疾病
一下好、一下壞 123
這也痛，那也不舒服 125

Chapter 4 你到底有沒有自律神經失調 127
Q．如何檢測自律神經是否正常？ 127
不要妄下定論 128
一分鐘TMI自我檢測 130

Part 3 搞定自律神經失調就健康 135

Chapter 5 找對醫生救自己 136
瞎子摸象般的片面診斷 137
什麼時候該看醫生？ 138
小心醫生誤判 140
對的醫師怎麼找？ 143
在醫院會進行的檢查 145
心律變異率－交感神經皮膚電位反應檢查－呼吸時呼氣中二氧化碳濃度（CO_2）－血壓變動測量
閃開，讓專業的來 150
急性期——藥物治療－緩解期——日常保養，藥物輔助－保養期——自我治療

＊中醫怎麼說：從心著手治療＊ 153
【自律神經失調和你想的不一樣】①自律神經失調只能一輩子吃藥、無法痊癒？②自律神經失調跟體質有關，很難防範？ 160

Chapter 6

8大紓壓法預防自律神經失調 163

不必事事追求一百分 163
別再當打不倒的無敵鐵金剛 168
不要一味的隱忍 171
上班ON、下班OFF 175
學學狡兔，找出不同活動空間 177
穩定神經的芳香療法 180
與壓力和平共處 182
規律運動調節自律神經 185
【自律神經失調和你想的不一樣】自律神經失調只是太緊張，過一陣子就會自動好了？ 186

Chapter 7

3大關鍵飲食自療 188

你的飲食觀念正確嗎？ 189
蔬菜要買有機的？／不吃早餐省錢又減肥？／多喝汽水不如喝果汁？／打果汁來喝營養又方便？／邊看電視邊吃零食超享受？／斷食清腸又排毒，很健康？／食物放冰箱就一定能保持新鮮？／保健食品多吃多補？／蔬菜水果可以相互取代？／低鈉鹽跟薄鹽醬油比較健康？
吃出抗氧化力，減緩失調症狀 199
自由基的形成
補充抗氧化劑，消除疲勞更健康 201
吃出免疫力，預防自律神經失調 207

強化免疫力，自律神經才穩定－11大不可少的營養素－10種提升免疫力的推薦食物
吃出抗壓力，減少壓力的累積 220
10種常見的紓壓營養素－10種快樂食物+3種藥草讓你壓力OUT

Chapter 8
4大呼吸祕訣改善自律神經失調 236
呼吸是我們唯一能掌握的自律神經節律 236
呼吸的重要性
用深呼吸對抗壓力 238
深呼吸多健康－深呼吸放鬆身體－慢慢呼吸延年益壽
呼吸訓練預防過度換氣 244
什麼是急性過度換氣症候群？－其實你沒有缺氧－二氧化碳不是廢物－自律神經失調容易過度換氣－慢性過度換氣更要小心
正確呼吸4大撇步 250
姿勢要正確——打直背脊，不左右傾斜－放鬆再放鬆——放空腦袋，感受氣息流動－吸氣到腹部－花點時間慢慢吐
呼吸再進化——找出最佳呼吸頻率 259
精密儀器教你呼吸
＊中醫怎麼說：《黃帝內經》中的呼吸養生法＊ 264
RSA，大家一起來 265

前言

長年鑽研於自律神經失調領域中，接觸到許多病患，經年累月飽受頭痛、頭昏、失眠、胸悶、心悸等不適，不僅僅生活品質大受影響，工作表現、學業成績、人際關係也難免受到波及。

在來到門診之前，病患們可說是千方百計想要改善身體的諸多不適，例如不斷到醫院進行檢查、不斷吃藥、嘗試各種運動、努力調整生活作息與飲食……等。最令人感到無奈的是，即便做了這麼多，所有不適症狀依舊無法獲得改善與緩解。每每聽著病患們訴說這些歷程，總替他們感到一陣心疼。

實際上，自律神經失調都是由明確的原因所引發的，可以透過專業的儀器揪出造成身體不適的罪魁禍首，而且，治療過程、治癒時間及效果，都是可預期、可由專業醫生所掌控的。多數人之所以會白白受了那麼多苦，多半是對自律神經及其治療模式不夠了解。

自律神經治療早已有定型化的模式，過程中的一切都是可預期的。就像是我們展開一段旅程，會選定國家、交通工具、景點，一路上或許充滿驚奇，但絕對不驚險、不盲目。這樣的治療，是會令人感到安心、放心的。

自律神經失調是現代人經常需要面對的課題，它或許複雜，但絕對是一種可以治癒的疾病。只要提高警覺，找到專業的醫生，採取正確的治療方式，任何人都可以擺脫自律神經失調。

我一直希望大家能對自律神經有多點認識，希望這本書能提供大家正確的知識，也希望讀者能善用書中內容，照顧自己的健康。

郭育祥

Part 1

什麼是
自律神經失調？

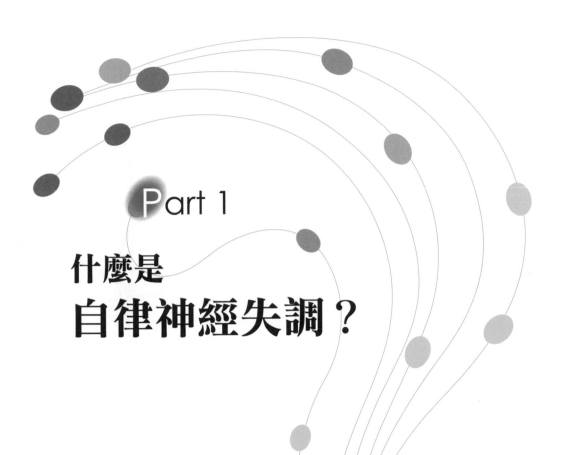

1章

你可能也有自律神經失調

「我頸肩痠痛，還常常覺得胸口悶悶的，有種喘不過氣的感覺……」

「好奇怪喔！我的小拇指好像有一股熱流，有時麻、有時熱，有時還會感覺酸酸的，雖然不是很明顯，但是我真的有感覺……」

「我時常莫名其妙就心跳加速、呼吸不順，感覺喘不過氣來，讓我心煩氣躁。看過很多科了，也做過很多檢查，醫師都說我沒問題、很健康，但是我真的很不舒服啊！我到底是有什麼毛病？」

這些都是飽受自律神經失調所苦的人，打從心底發出的吶喊。

無論你是不是曾經有過相似的感受，建議你花點時間，多多了解這個**隨著文明進步的腳步而來的「健康殺手」——自律神經失調**。

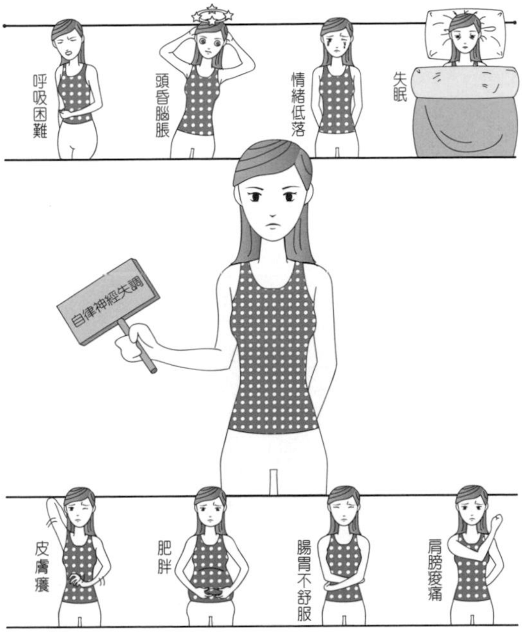

如果你以為自律神經失調跟你沒有切身關係，那你就大錯特錯囉！根據一份來自美國的統計報告顯示：「自律神經失調的盛行率為4%。」

若將這樣的標準套用在**台灣二千三百多萬名人口上，等於約有九十二萬名的民眾被自律神經失調所困，但目前實際掌握到的確診病患僅有一萬人左右**，而那些隱性的九十一萬名病患，或許是不願面對病況而選擇隱藏，也可能是不知如何求助，甚至是找錯科別就診的，都大有人在。

自律神經失調其實是相當常見的一種疾病，無論是名人、企業家，以及每天與你擦身而過的路人甲乙丙丁，都有可能飽嚐自律神經失調之苦——甚至可以說，在現代繁忙、緊湊的社會裡，**每個人或多或少都有機會碰到自律神經失調。**

千面女郎——大病小病都是她

「自律神經失調」就像一個百變女郎，她會以不同的姿態出現在不同的人身上。她變化萬千，令人捉摸不定，在甲身上，可能出現肌肉痛、耳鳴、肩膀僵硬；在乙身上，可能變成眼睛疲勞、皮膚發癢；在丙身上，她又搖身一變，造成頭昏腦脹、心跳加速，呼吸困難。

困擾許多人的失眠、情緒低落、注意力不集中，甚至是肥胖問題，都有可能是自律神經失調所致。

Tips

狂吃停不下來，自律神經失調惹的禍？

許多想控制體重的人都有食量過大到無法控制的問題，最常見的症狀是下班情緒較放鬆後，食慾一發不可收拾——這些人的共同特徵是壓力大！《美國流行病學期刊》指出：壓力大時食慾會變好，脂肪堆積的比例也較高。

自律神經失調會使食慾大增？一般狀態下，進食中或吃飽時，因腸胃中有食物，副交感神經較活絡，會有「放鬆、吃飽了」之感。若自律神經失調了，即使已經吃下很多食物，交感神經仍比副交感神經活躍，身體接收不到「飽足（放鬆）」的訊息，便自然而然地想繼續吃（希望因此啟動副交感神經達到放鬆目的）到覺得「飽」（或撐到吃不下為止）。殊不知此時自律神經已對每個人而言，**自律神經失調所導致的症狀可說是天差地遠，所造成的影響與程度也無法一概而論。**

疾病骨牌效應

自律神經失調可以說是一種標準的文明病，是在現代社會中還蠻常見的一種疾病。**自律神經遍及身體各個器官**，所以一旦失調了，就無法發揮正常的功能，接著大大小小的毛病便一個個蹦出來。

頭痛、眼睛痠、肌肉疼痛、耳鳴、腸胃健康不佳、多汗等等，都可能是自律神經失調所引起的症狀。

你可能認為這些都只是小事一樁：頭痛，

錯亂，吃再多，副交感神經也難以啟動，而過食的罪惡感，會讓壓力變更大，自律神經失調的情況更嚴重。這是「壓力大→吃→後悔→壓力大」的惡性循環。因壓力讓自律神經失調，故大腦接收不到放鬆的訊息，反射機制會攝取比健康者更多食物，期待這樣可順利啟動副交感神經，釋放「放鬆」的訊息。

在我的門診中，有三分之一的自律神經失調症患者有肥胖的困擾。假使導致肥胖的元兇是自律神經失調，而在不知情的狀況下拚命壓抑食慾，只會讓自己陷入「控制不住→心情低落、罪惡感→控制不住→罪惡感、心情低落」的惡性循環，此時應針對自律神經問題治療才對！

自律神經失調的症狀

精神方面		
症狀	焦慮、不安、注意力不集中、記憶力降低。	
身體器官及反應方面		
症狀	頭部	頭痛、頭重、偏頭痛。
	眼睛	疲勞、張不開、流淚，以及視線模糊等。
	耳朵	耳鳴、耳塞。
	口腔	口乾、口腔痛、味覺異常。
	喉嚨	喉嚨發癢、吞嚥困難、喉嚨有異物感、壓迫感。
	呼吸器官	呼吸困難、有缺氧感。
	心臟	心悸、喘氣、胸悶。
	消化器官	噁心、胃部發熱、胃部痙攣、胃潰瘍、腹脹、便祕、腹瀉、消化不良。
	泌尿器官	頻尿、殘尿感、排尿困難。
	生殖器	外陰部搔癢、陽萎、生理不順。
	肌肉、關節	肩膀痠痛、肩膀僵硬，以及關節乏力。
	四肢	四肢麻痺、發抖、發冷、指間有電流感、感覺遲鈍。
	皮膚、汗腺	手心、腳底多汗。
	食慾	不想吃東西、飲食需求過度。
全身方面		
症狀	全身倦怠、很容易疲勞、暈眩、漂浮感、失眠、淺眠、發熱。	

吃個解痛藥就好；眼睛痠，休息一下、點個眼藥水也行；腸胃健康不佳，多喝優酪乳，增加腸胃裡的好菌就可以了……但請你仔細想想，問題真的如表面所看到的那麼單純嗎？

「水能載舟，亦能覆舟。」拿來形容藥物與健康的關係，真是再恰當不過了，適當地使用藥物，能緩解身體出現的急性不適，幫助身體恢復健康，但如果過度依賴藥

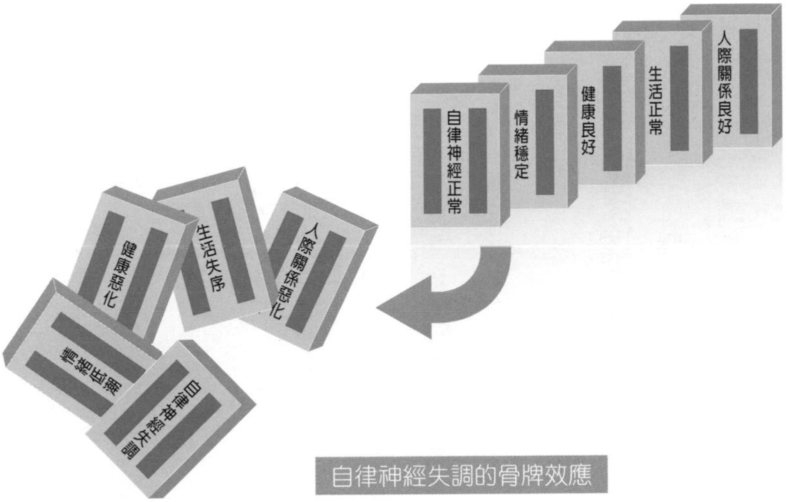

自律神經失調的骨牌效應

物，甚至導致成癮可就不妙了。畢竟，藥物始終是化學成品，不能以有病治病、沒病強身，或是多多益善的角度來看待它。

服藥超過必要的分量與時間，對健康並不會有正面幫助。況且服藥的主要目的應該在於緩解症狀，不見得能夠藥到病除，徹底根除病症。再加上某些藥物甚至還有嚴重的副作用，說不定會帶來另一個層面的困擾與傷害呢！

舉幾個簡單的例子，相信大家可能都有因為頭痛而服用現成止痛藥的經驗，有的止痛藥吃了讓人昏昏欲睡，想集中注意力上班或開車都成問題。

另外，像是蚊蟲叮咬或過敏等常見皮膚問題，只要情況不是特別嚴重，一般人的處理方式多半是自行買成藥來塗抹。但是你可能不知道，市面上有許多皮膚藥膏都含有類固醇，長期使用可能會有皮膚萎縮，或是引發青春痘等不良反應，過量的話還可能導致月亮臉、虛胖、水腫等症狀。

還有上呼吸道受到感染時，像是鼻塞、流鼻水、打噴嚏等，若長期習慣服用抗生素消炎藥，可能會使得身體缺乏優良菌種、免疫力下降……。

自律神經失調不是小問題

看了這麼多例子，如果你還把自律神經失調當做小問題來看待，甚至抱持著僥倖的心態，認為不舒服吃吃藥就好，那麼，最後再一次地建議你，最好調整這樣的想法。實際上，

Tips

別小看心情不好！

「我只是心情不好！」現代人可不能再用「只是」來形容心情低落這件事情，因為這絕對不「只是」一件小事。如果身邊常有朋友這麼說，或者是你自己就時常情緒低落，那麼從現在起，請一定要好好正視這個問題，因為心理健康與生理健康同等重要！況且心理狀態與生理狀態，可是會相互感染的喔！

舉例來說，常聽說有終年臥病在床的銀髮族，因為生理上的長期病痛導致情緒低落、缺乏求生意志，最後消極地結束自己的生命，這就是典型的生理影響心理。除此之外，也有不少上班族感覺工作壓力大，加上長期累積的緊張情緒，最後罹患了嚴重的胃潰瘍。

你知道嗎？這些案例其實

不正視自律神經失調的問題，困擾恐怕會無窮無盡。

自律神經失調就像是連環爆一樣，只要不小心點燃其中一個引信，就會產生一連串的連鎖反應。身體裡、生活當中，各種不同的環節、層面，自會環環相扣、相互影響。有句成語說：「牽一髮而動全身。」自律神經失調就會發展成這樣的狀況，而這些停也停不下來的問題，多半就源自於患者的輕忽大意。

都很可能與自律神經脫離不了關係，然而無論是否有關，現在可以確定的是，我們不該再輕忽這種現象，讓自己或身旁的親友長期處於低潮，要知道在民國一一〇年度的國人十大死因排行榜中，自殺排行第十一，可見問題的嚴重性實在不容小覷啊！

二十一世紀健康最大殺手

談起文明社會的健康殺手，相信許多人腦海第一個浮現的共同答案是癌症、憂鬱症。這是不可否認的，因為惡性腫瘤而喪失寶貴生命者，逐年來呈現大幅度攀升的趨勢，甚至已經創下連續四十年蟬聯十大死因排行冠軍寶座的驚人紀錄；而憂鬱症在近年來，透過報章雜誌的大力報導，更是儼然一副世紀健康殺手的姿態。

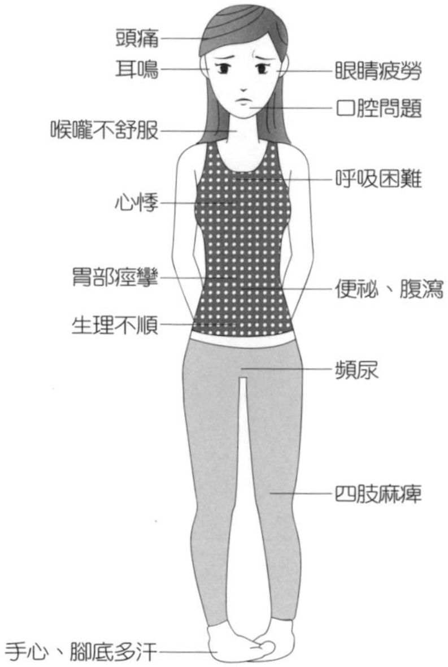

上述疾病對我們的健康造成的影響確實很深，不過，在這裡，我想提出一個更新的觀念——**二十一世紀人類最大的健康殺手是自律神經失調症。**

這正是因為**自律神經失調對人體健康的影響是全面的**，包括生理與心理、外在與內在。**癌症也好，憂鬱症也好，它們都與自律神經失調脫離不了關係。**

人體本來就有自癒、自療的能力，就像感冒的時候，當外來的細菌、病毒浩浩蕩蕩地搖著旗，把戰鼓敲得隆隆作響，大搖大擺入侵我們的身體時，免疫系統會在第一時間站出來反擊，英勇的白血球戰士們會發揮最大效用，與敵人周旋、對抗，企圖趕走敵人，獲得最終的勝利。**自律神經也具備自我調節的能力，不過，就如同免疫力不見得每次都能戰勝感冒、病毒一般，自律神經的調節能力也是有限度的。**

自律神經失調，就是自律神經正在對你發出警告，這時你應該「仔細聆聽，並且積極面對」。若是置之不理，小心有朝一日，你的自律神經會發動大罷工，對健康產生全面性的影響喔！

像千面女郎般的自律神經失調，有著千變萬化的面貌，不同的面貌，造成不同層面的困擾，她所影響的層面與範圍，絕對遠超乎你想像，從個人的身體健康、心理狀態，到工作、學業、交友、婚姻等，可說無一倖免，其廣度與深度令人咋舌，真的不能用忽視、開玩笑，甚至是不以為意的態度來看待她。對於這個尾隨文明進步的腳步而來的症候群，生活在現代社會中的每個人都應當好好探究，了解她的真面目，如此我們才有足夠的籌碼對付這個二十一世紀人類健康的頭號殺手！

2章

認識自律神經失調

自律神經失調對生活的影響無所不在，入侵日常生活中的食、衣、住、行，進而全方位地干擾我們的生理與心理。偏偏，絕大多數的民眾對這個堪稱健康頭號殺手的二十一世紀流行病，不是一無所知，就是充滿錯誤迷思。

可喜的是，自律神經失調的詢問度近來也相對提高。俗話說「知己知彼，百戰百勝」，自律神經失調雖然影響層面廣泛，卻並非是可怕的敵人，無知才是最令人擔憂的——積極涉獵相關的常識、主動提出疑問是非常正確的態度。

Q：什麼是自律神經？

A：生理中用來保存能量、平衡內在環境的神經系統。

人體有兩大系統在維持體內的穩定——自律神經系統與內分泌系統，這兩大系統有相互幫忙、制衡的特性。自律神經屬於人體的神經，遍及全身、控制體內的大小器官，當自律神經系統穩定時，人體各個器官的功能自然跟著穩定。

不受大腦控制的自律神經

人體的神經可以粗分為兩類，一為體性神經，一為自律神經，在神經系統內，它們都屬於周圍神經系統。體性神經跟自律神經有什麼差異呢？如果我們把大腦看作老師，把神經看作學生，那麼體性神經算是老師眼中聽話的好學生，而自律神經則屬於令人傷腦筋、不受控制的那一群。

也就是說，**體性神經是大腦可以管得到的神經，自律神經則是大腦管不到的神經。**

看到這裡，你是不是開始疑惑，人體怎麼可能會有大腦管不到的地方呢？

Tips

什麼是內分泌系統？

內分泌系統負責人體各器官的代謝功能，它所分泌的激素，會循著血液流到各器官，藉以進行多項調節工作。

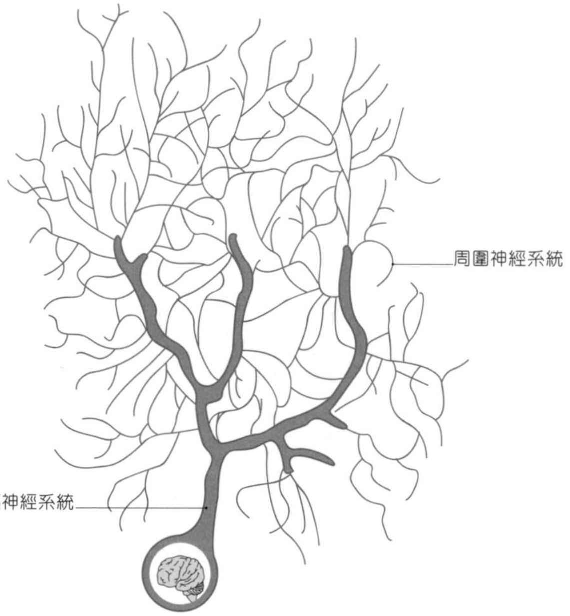

人類的神經系統

現在請你試著回想看看，是否曾經在某個特殊的狀況之下，感覺身體不聽使喚，甚至會讓你惱怒地想著：「我的身體是怎麼了？故意跟我作對、讓我出糗嗎？」如果你還想不起來，那麼再多給你一點提示：當你緊張的時候，會不會心跳加速？有時候甚至還會伴隨著嘴角不住地抽搐？即便頻頻對自己的心臟喊話：「不要緊張！不要緊張！」但是心臟卻還是怦怦地跳個不停，臉部表情也一樣不怎麼受控制，似乎管不了自己。你應該也有過這樣的經驗吧？這一切就是自律神經在作祟，也是大腦管不到它的最佳證明。

自律神經，又可稱為自主神經，望文生義就是會自動作用的神經。

自律神經跟自己的意志無關，當接受到外來刺激，或者是來自於身體內部的情報時，自律神經就會自動自發地做出反應。像是當你進食後，腸胃會開始進行消化與吸收，這個動作不需要經由大腦下達指令，即會自動運行，這便是自律神經的功能。又比方說，寒流來襲時，冷風呼呼地吹，濕冷的空氣讓人忍不住打起哆嗦，還順便起了一身的雞皮疙瘩，我們無法控制身體不要顫抖，也不能命令雞皮疙瘩不要出現，這些反應同樣是自律神經的作用使然。

遍佈身體各器官

自律神經是由交感神經與副交感神經所形成，兩者的作用通常是相反的，會配合身體的狀況自動相互調節。

交感神經與副交感神經

交感神經以脊髓的胸部與腰部為中心，作用於皮膚、血管、內臟等；副交感神經是以腦

Tips

體性神經是什麼？

體性神經，是可以隨著你的意志來活動的神經，例如當我們想要把手舉起來的時候，我們可以讓手舉起來，又或者早上聽到鬧鐘響時，我們心裡知道起床的時候到了，這時，就可以靠著意志力驅使體性神經作用，讓我們爬起來，遠離溫暖舒適的被窩。

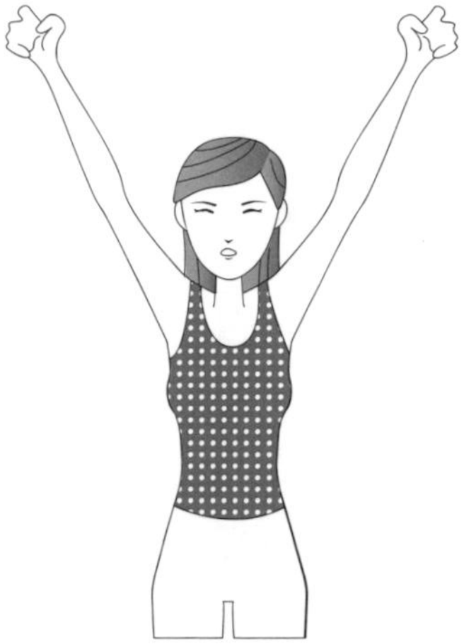

高舉雙手伸懶腰——
大腦管得動的體性神經

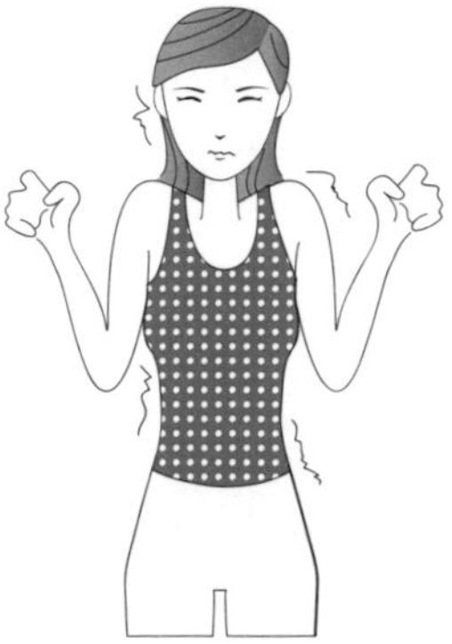

天冷自動打哆嗦——
大腦管不動的自律神經

神經末梢及脊髓下方的仙髓為中心，作用於身體各器官，兩者都廣泛分佈於如心臟、肺、食道、胃、腸、肝臟、腎臟、膀胱、生殖器等器官。

自律神經系統打從我們呱呱落地開始，就默默運作著，一天二十四小時，一年三百六十五天，一刻不得閒。不管我們處於任何狀態：緊張、亢奮或是放鬆、休息，它都在工作。

此外，自律神經系統也會和體性神經交互作用，使得我們的生理機能得以正常運作。

最佳搭檔——急驚風與慢郎中

交感神經與副交感神經的作用通常是相反的，交感神經就像個急驚風，至於副交感神經，則像是個慢郎中。

當外來的緊急狀況發生時，急驚風的交感神經會在第一時間跳出來，激發內在潛能，協助身體應付眼前的狀況。當緊急情報一解除，這時候就換慢郎中登場，它會讓身體喘息，獲得充分休息的機會。

舉一個例子來說，眼看著進行中的工作的最後截止期限就快要到了，如果再交不出東西來，老闆可能就會直接要你捲鋪蓋走人，此時你也只好拼了，挑燈夜戰，跟同事們一起進行腦力激盪——這段時間就是交感神經的Show time，急驚風似的它，會在身體內許多地方活絡，比方說抑制消化液的分泌等，所以你大概不會有什麼胃口。

但是，當你把東西做出來，順利結案後，緊張的情緒慢慢消褪，輪到慢郎中般的副交感神經登場，在它的運作下，過不了多久，你的肚子便會開始咕嚕咕嚕地叫，飢餓感說來就來！

簡單來說，**交感神經與副交感神經在身體內的作用，一個負責催油門、一個負責踩煞車。**交感神經屬於前者，扮演衝鋒陷陣的先鋒部隊；副交感神經屬於後者，主要任務是讓身體獲得休養。比方說運動的時候，交感神經會被激發，導致心跳加速、呼吸節奏變快、流汗量增加。等到運動停止後，副交感神經開始發揮作用，讓心跳減速、呼吸節奏漸漸緩慢，同時減少流汗量。

交感神經與副交感神經，彼此就像默契十足的最佳搭檔，深知在團體中所扮演的角色與定位，不混淆也不搶戲，而健康的身體，就在交感神經與副交感神經的攜手合作下相互協調，達到穩定與平衡。

Tips

沒有一起作用的部分

交感神經與副交感神經幾乎沒有例外地會在同一個器官上進行搭配、相互調節，但有些器官，如在皮膚中的汗腺及骨骼肌內的血管，並無副交感神經系統的分佈，只能由交感神經系統來調控。

「戰或逃反應」與「休息安眠系統」

自律神經在維持身體內部穩定上扮演著非常重要的角色，不僅如此，它還能幫助身體各器官，以最佳的生理狀態面對各種突發事件，將負擔減至最低。

一般而言，當一個人面臨害怕、恐懼或者威脅等情況時，會有「戰」或「逃」兩種反應，也就是我們的身體會針對眼前情勢，快速做出恰當的生理反應，選擇去攻擊或逃離這個具威脅性的情境。

自律神經中的交感神經只要進入作用狀態，就會消耗能量，而造成這些能量消耗的生理反應，就是所謂的「戰或逃反應」。

等到緊急狀況解除後，自律神經中的副交感神經便會發揮作用，趕緊紓解各器官的緊張狀態，停止能量的消耗。**副交感神經的作用主要涉及與能量保存有關的過程，所以我們把副交感神經系統稱為「休息安眠系統」。**

許多女生看到蟑螂的第一反應就是驚聲尖叫，男孩子就算不害怕，乍見這種居家害蟲仍然免不了會倒抽一口氣。接下來，就讓我們利用蟑螂來作例子（你也可以把蟑螂換成任何一種令你害怕、討厭的動物），解釋在戰或逃反應中交感神經將如何發揮作用。

請想像以下畫面：下班後回到溫暖的家，吃完晚餐正翹著二郎腿，舒舒服服地窩在沙發上，看著喜愛的電視節目，解放一天的疲勞。沒想到就在此時，從眼角餘光發現有一坨小黑影，帶著亮亮的翅膀，出現在牆角！沒錯，就是牠，討人厭的小強（蟑螂）。霎時間，周遭一切似乎瞬間凝結，專注力變得無比集中，電視上播映的節目或歌曲再也看不清楚、聽不仔細，全部的注意力都只放在那隻可惡的蟑螂身上。此外，瞳孔也會不自覺放大，好讓人可以緊緊盯著目標物，判斷牠下一步會往哪走。當然，心跳也一定會加速，以利血液循環；呼吸同時跟著加快加深，好吸入更多的氧氣；肌肉則呈現緊繃狀態，以備隨時動作，至於最後要選擇跟小強搏鬥，還是要立刻拔腿就跑，那就交給大腦去傷腦筋了。

這些瞳孔放大、心跳加速、呼吸加快加深、肌肉緊繃等等自動形成的生理現象，全部都是為了接下來的「戰鬥」或「逃跑」的反應先作準備，因而被稱為：「戰或逃反應」。

最後，不論你是準備右手拿拖鞋、左手拿衛生紙，非打得小強開膛破肚不可；或者告訴自己眼不見為淨，來個溜之大吉，把客廳留給那一隻可怕的生物——

在做「殺了牠」或者「逃離現場」的動作之後，交感神經的任務便算完成，警報解除後，負責休息安眠的副交感神經系統便開始發揮作用，釋放剛才的緊繃，讓你的身體喘口氣。

情緒與自律神經的關係

情　緒	自律神經的反應作用
平靜、放鬆休息	交感神經與副交感神經保持平衡關係。
驚嚇、恐懼	交感神經亢奮。
長期不安、緊張、憤怒、興奮	交感神經與副交感神經不規律地亢奮。
長期悲傷、沮喪、失望、抑鬱	交感神經與副交感神經的作用都被抑制。

自律神經&情緒

除了「戰或逃」之外，自律神經也跟情緒反應有所關連。自律神經會因各種情感刺激而產生作用。比方說受到驚嚇時，人會不自主地心跳加速、臉色發青，這就是交感神經在運作。

很多憂鬱症患者都不約而同地有自律神經失調的問題，彷彿就像約好般同時出現；也有不少長期飽受自律神經失調所苦的人有憂鬱的傾向，有時候還必須吃抗憂鬱的藥來輔助治療，這些現象在在說明了自律神經與情緒之間的關連。

實際上，不管我們是處於什麼樣的情緒當中，都會使得相對應的自律神經有所反應。因此，倘若我們希望自律神經能維持在最佳的平衡狀態，那麼，我們就必須盡量讓自己保持平穩的情緒——太High或太Low、過於激動或長期處於低潮的情緒之中，對自律神經的健康都是沒有益處的。

自律神經&免疫力

我們常掛在嘴邊的「自癒力」，也與自律神經有關連。舉例來說，當細菌或濾過性病毒大舉入侵體內時，交感神經會變得活絡，以增加身體的抵抗力，防止感染。就算運氣不好，不幸感染了感冒，交感神經也會發揮作用，排出大量汗水，以降低身體的熱度。

自律神經是怎麼跟免疫力發生關係的呢？這其中的關鍵是白血球。白血球裡有兩大成分，分別是粒細胞與淋巴球，粒細胞約占60％，淋巴球約占35％，兩者加起來總共占95％，這麼高比例的成分通通與自律神經有關，其中，**粒細胞與交感神經有關，淋巴球與副交感神經有關。**

當自律神經中的交感神經比較活絡時，會促進腎上腺素分泌，此時粒細胞會增加數量和活化反應。反過來，當自律神經中的副交感神經較活絡時，人體會分泌乙醯膽鹼，則變成淋巴球增加數量與活化的反應。

Tips

什麼是粒細胞？

粒細胞又分為嗜中性白血球、嗜酸性白血球、嗜鹼性白血球。其中，嗜中性白血球占95％。

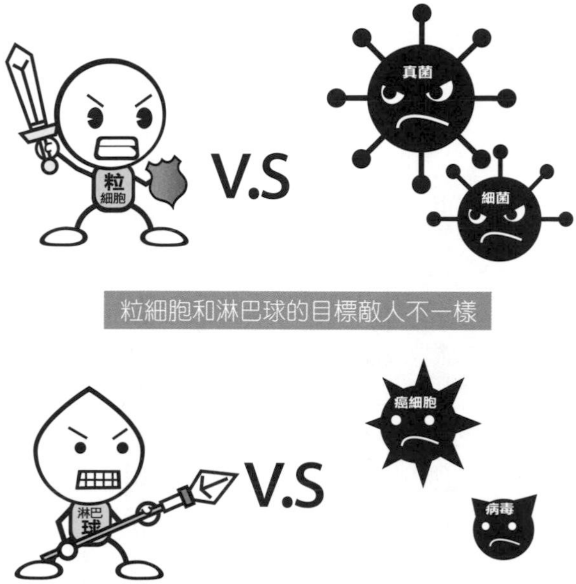

粒細胞和淋巴球的目標敵人不一樣

白血球是人體機制中用來保護身體免於受到外來病毒、細菌入侵的健康小尖兵，粒細胞與淋巴球是其中兩大重要功臣，不過它們各有各的作用：粒細胞擅長對付的是像真菌、細菌等體積較大的細菌與異物，而淋巴球則擅長對付較微小的異物，比方說病毒或癌細胞。

一般來說，**交感神經在白天會比較活絡，而副交感神經的作用在夜晚則較占上風。**學者推測，這與遠古時代人類的生活模式有關，人類免疫系統因此自動產生了如此聰明的設計。在遠古時代，人們以狩獵為生，在跑跳、追趕的打獵過程中，難免會有傷口的出現，這時候，白天交感神經作用強烈，粒細胞數量足夠，能夠對抗細菌入侵傷口。到了夜晚用餐後，消化酵素所分解的異種蛋白或病毒會從消化系統進入，這時副交感神經作用強烈，換淋巴球登場，開始進行病毒的消滅——人體機制自動透過這種轉換方式來維持健康。

我們都知道，在免疫系統中，白血球是相當重要的血球細胞。免疫力好不好，可以白血球的比例為指標。當粒細胞與淋巴球維持平衡，免疫力便能保持最佳狀態。**自律神經與免疫力有著相輔相成的作用**，自律神經的平衡能維持免疫力，而免疫力的平衡，也能讓交感神經與副交感神經均衡發揮作用，自律神經平衡的重要性，由此可見一斑。

當自律神經作用平衡，我們的免疫力才會足夠、血壓才能平穩、消化道的作用才能正常，人體也才有辦法擺脫癌症、高血壓、心臟疾病、腦血管疾病等威脅。

自律神經&大腦

自律神經是自動起作用的，不受大腦管制——此概念在前文已不斷提及，相信你不會感到陌生和意外。接下來，我們要再進一步細談自律神經與大腦間的關連。

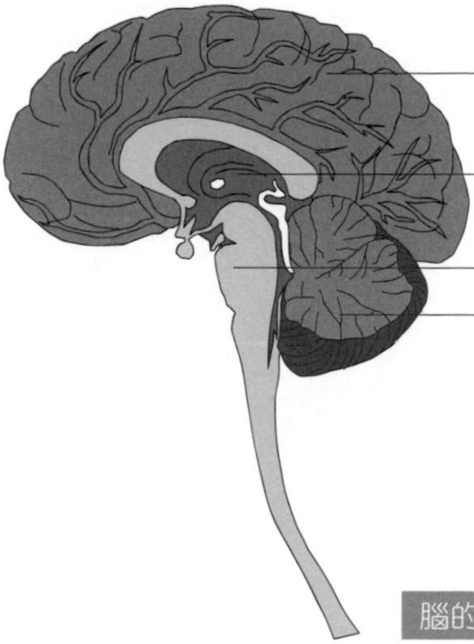

腦的四大部分

雖然自律神經並不需要經過大腦下達指令，就會自動產生作用，但是，它同時也接受大腦中的皮質、邊緣組織，以及下視丘等部位的協調，與大腦還是有某種程度的關連性。現在，我們就透過看圖說故事的方式，先針對大腦構造來做個初步的了解吧！腦部包含四大部分，分別是大腦、小腦、間腦和腦幹。

從上方的圖，我們可以清楚看見這四個部分。其中，大腦有新皮質與舊皮質；間腦則包含了視丘及下視丘；腦幹包含了中腦、橋腦與延腦。透過下一頁的腦部構造功能表，則有助我們了解各個構造的功能與作用。

自律神經的作用和大腦新皮質、大腦舊皮質、下視丘，有著間接、直接的關連。大腦新皮質又名「大腦新皮質系」，是腦部CEO，統籌抽象思維的理性與邏輯思考，對於外界的刺激，會做出理性或知性的反應，負責掌管語言、計算、學習、知覺等層面的活動，我們可以稱它為「理性腦」。

大腦舊皮質稱為「大腦邊緣系」，在人類腦部演化的過程當中，大腦邊緣系比大腦新皮質系更早形成，大腦邊緣系對外界的刺激反應是直接的，它和食慾、性慾等人

腦部的構造功能

構造		功能 & 作用
大腦	大腦的新皮質	・思考 ・自發性的動作 ・語言 ・推理 ・知覺
	大腦的舊皮質	・情緒化的行為 ・本能慾望
間腦	視丘	・感覺的整合 ・運動的整合
	下視丘	・體溫調控 ・情緒 ・飢餓 ・口渴 ・生理時鐘
腦幹	中腦	・瞳孔反射 ・眼球運動 ・聽覺 ・身體動作
	橋腦	・連絡小腦兩半球 ・調節呼吸
	延腦	・控制心跳 ・控制血壓及呼吸 ・控制嘔吐、咳嗽、打嗝反射的反射中樞
小腦		・協調全身肌肉 ・維持身體平衡 ・掌管姿勢反射

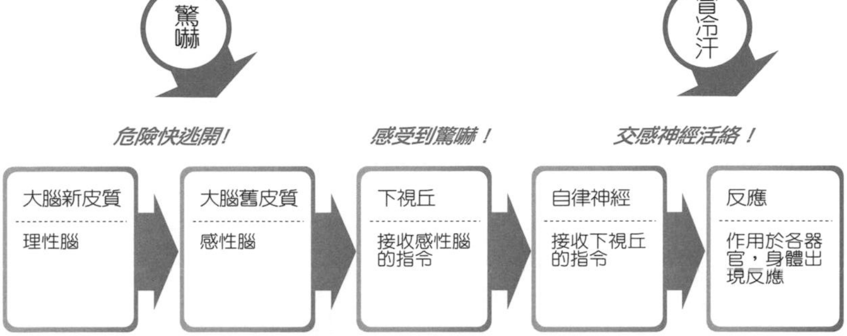

自律神經與大腦的關連

性本能密切相關，掌管憤怒、快樂、悲傷等感情層面的活動，因此也稱為「感性腦」。

大腦新皮質系和大腦邊緣系，與自律神經作用有間接關係，**「下視丘」則是自律神經的上司，直接支配自律神經的作用，與自律神經有直接關係。**它藉由控制自律神經以及釋放激素，來掌控快樂、憤怒或恐懼等各種情緒反應。

接下來我們舉個例子，看看大腦新皮質系、大腦邊緣系和下視丘是如何與自律神經發生關連的。

一天風和日麗，你優閒地在臺北最繁華熱鬧的信義區晃晃。踩著愉快的腳步，經過一棟正在施工中的大樓時，突然間「匡啷！匡啷！」牆上的磁磚竟然掉落在距離你僅僅只有二、三步遠的前方，你的大腦新皮質系告訴你：「這裡不安全，快遠離！」於是你兩步併作一步，趕緊離開這危險區域。你是安全了，不過剛才發生的事實在驚險刺激，你的大腦邊緣系接受到外部強烈的刺激，感受到了驚恐，於是發出指令給下視丘，告訴它這個感受，下視丘接受到指令，就讓交感神經活絡起來，所以你冒出一身冷汗，臉色也微微地發青發白。

自律神經受到下視丘的支配，下視丘則接收大腦邊緣系的指令，大腦邊緣系又受到大腦新皮質系的支配，三者就在這樣的關連中產生關係，而情緒反應會影響自律神經作用，原因就在這裡！

中醫怎麼說 自律神經的陰陽概念

在中醫界裡，曾經有人針對自律神經系統進行研究，以「陰與陽」的概念為研究基礎理論。中醫認為交感神經為「陽」，副交感神經為「陰」，當交感神經與副交感神經彼此處於相對穩定的狀態時，是「陰陽平衡」。唯有在陰陽平衡的狀態下，身體各器官、系統的運行才會順暢。

究竟，中醫裡面的陰陽概念，指的是什麼？又從哪來呢？

在中醫的理論之中，所謂的陰陽概念，主要源自於對大自然的觀察：「陰」是指豔陽高照時的背陽面，「陽」則是指向陽面。後來，古人漸漸發現，許多事物差不多都擁有兩個相對面，例如日與夜、雌與雄、動與靜、水與火等等，它們相互對立，卻又相互關連，於是有了陰與陽的概念。

陰陽調和身體才會好

在陰陽觀念之中，世界上任何一件東西都只是「整體」的一部分，不是獨立存在或分離的，每一個體都與整體互相關連。

根據陰陽的理論，中醫將人體的臟腑功能、位置做出分類。中醫認為，人體是一個有機整體，有著陰陽對立與統一的關係。舉例來說，身體上部屬陽，身體下部屬陰；體表屬陽，體內屬陰；六腑屬陽，五臟屬陰。此外，每一臟腑還可以進一步再分陰陽，例如心陰及心陽，腎陰及腎陽等。

◎人體器官的陰陽關係◎

部　位	屬陽的部位	屬陰的部位
身體內外	體　表	體　內
身體正面與背面	背　部	腹　部
軀　　幹	上半身	下半身
四　　肢	外　側	內　側
臟　　腑	六　腑	五　臟

附註：每一臟腑可進一步分為陰及陽，如心陰及心陽、腎陰及腎陽。

受到陰陽學說的影響，中醫認為，在陰陽調和的狀態中，身體的健康狀態才會良好，當陰陽失調時，就容易產生疾病。相信大家對於「陰陽失調」這個名詞應該不會陌生，所謂陰陽失調指的是陰陽比例出現不平衡及不平均，當其中一部分偏盛，另一部分便會不足，疾病或健康問題就會跟著發生。

交感與副交感神經的陰陽關係

透過前文內容，相信你已經具備了一些中醫理論下的陰陽概念。陰與陽，有著對立的性質，卻同時存在並相互影響。

除此之外，中醫認為陰與陽，具有以下四種特性：

- 「互相對立」並「互相制約」

例如熱可以驅寒、寒可以降溫。

- 「互為根據」及「互相為用」

陰與陽，比連體嬰還更像連體嬰，沒辦法獨自存在。連體嬰或許經過先進的醫療技術，能成功與另一半分離；陰與陽卻不行，它們之所以存在，是因為對方的存在。

聽起來很玄、很難懂嗎？別急，透過以下的解說，將幫助你釐清這則概念：

如果我們不知道什麼是「長」，相對的，也就不會知道什麼叫「短」，長與短是兩相比較而來的，假設現在只有一條線，很難說它是長還是短，但如果同時拿著兩條線，便可以輕易地說出這條長或這條短，其實最正確的說法應該是「這條比那條長」，或「這條比那條短」。陰與陽之間，就存在著這種關連。

在這樣的概念之下，中醫又認為，人體的生理活動為陽，滋養的物質為陰，生理活動需要滋養的物質來促成；另一方面，生理活動又會造就物質產生，這便是陰陽「互相為用」的最佳說明。

❶消長平衡：在中醫的觀點中，陰與陽的平衡，並不是均等分配的關係，它會維持在某一個特定範圍或是限度內。陰與陽的比例互有消長，當陰增長時，陽就會消減，藉此以維持平衡狀態。

❷相互轉化：陰與陽會變身！這是物極必反的概念，當陰或陽其中一方走到極端時，就會轉變方向，並轉化展現出另一方的性質。看到這裡，你是不是開始歪著腦袋、皺起眉頭，覺得有看沒有懂？現在，我們就來舉個淺顯易懂的例子吧！試著想像一下，冷冷的天氣如果代表「陰」，那麼寒流最強烈，氣溫最低的那一天，就是陰走到極端，這天過後，溫度將會慢慢爬升、漸漸回暖，也就是「陰」轉變方向，開始出現「陽」的性質。

交感神經與副交感神經之間，也存在著類似的關係，它們彼此透過以下兩種模式，來進行協調。

❶拮抗作用：這是一種類似對立的關係。例如交感神經促使血壓上升、減緩胃腸的活動；副交感神經則是促使血壓下降、促進腸胃活動。如果從陰陽觀念來解讀，這樣的作用就像是「互相對立」。

❷協同作用：這是一種類似合作的關係。比方說，在男性性行為中，副交感神經會引發陰莖勃起的充血作用，交感神經會在性高潮時幫助射精，完成性行為。如果從陰陽觀念來解讀，這說明了唯有陰陽調和，才能維持身體器官運作的順暢。陰與陽關係失衡，身體器官機能便會受到影響。

從以上敘述不難發現，中醫的陰陽概念與交感、副交感的作用相當吻合。中醫認為，交感神經屬陽，副交感神經屬陰，若是影響一個器官的交感神經作用，長期處於過強的狀態，則陽過盛、陰減少，所以容易有「陰虛」或「陽亢」的現象發生，若不加以妥善治療，則可能會引發更多問題——相信將來會有更多實證性的研究來加強解釋這個理論。

大腦、心臟與自律神經的關係

從解剖學上來說，自律神經是大腦與身體的連結，但是如果根據傳統中醫理論來談，自律神經更是心與身體的連結。

為什麼會這麼說呢？

那是因為，中醫認為「心主神明」、「心主腦」。

中醫理論中的心，與西方醫學上的心，有著不小的差異。中醫裡的心，除了調節氣血，更負責維持神經系統的功能。

根據中醫的說法，心的健康與否，關係著整個人外在的表現與精神狀態。當「心」功能良好時，人行動敏捷、思路清晰；當「心」功能狀態不佳時，人不僅行動遲緩，精神也跟著萎靡。

我們總認為大腦跟思路有絕對關聯，不過在中國醫學則認為「心為思之官」。《管子》提到：「心也者，智之舍也。」意思就是，用心，腦才能發揮作用；不用心，大腦便不會發揮作用。

舉個例子來說，同樣一段文字，有人閱讀一次就能過目不忘，有人看了幾千遍、幾萬遍，還是記不住。這其中的關鍵，是有沒有用心；用心，大腦功能就會啟動。從這裡，我們就可以理解大腦跟心之間密切的關連性。

現代人自律神經失調，有很大一部分的原因來自於「壓力」。這些壓力影響了大腦的功能，也影響了自律神經。假使在日常生活中，我們能盡量維持心臟功能的健康，就可以維持大腦功能的活絡與健全，進而達到維護身體健康的目標。

Q．造成自律神經失調的主因是？

A．環境壓力與天生性格，是導致自律神經失調的主因。

根據統計數據顯示，近年來受自律神經失調的困擾者有逐年增加的趨勢。造成自律神經失調最主要因素是長期的環境壓力，另外天生性格也是關鍵因素之一。

簡單來說，自律神經就像是條橡皮筋，在適當的使用下，能維持良好的彈性與功能。但是，如果我們一直將這條橡皮筋拉到緊繃狀態，長期下來，橡皮筋當然會漸漸失去彈性，也喪失原有功能。

現代人生活忙碌，凡事講求速度、效率，這邊得忙著跟時間賽跑，另一邊得忙著跟對手競爭，除了工作以外，還有來自家庭、經濟或人際關係等四面八方的壓力，煩惱比比皆是、隨處可見。適當的壓力，或許是激發人類潛能的最佳動力，但是，當壓力超過自己所能承受的程度時，便很容易引發自律神經的失調——因為，你的橡皮筋鬆了！

除了長期的壓力之外，性格通常也是造成人們自律神經失調的關鍵因素。有些人是「泰山崩於前而面不改色」，面對壓力總是一派從容，大展「兵來將擋，水來土掩」的豪邁之姿，彷彿天塌下來也難不倒他，反正還有高個子頂著！擁有這種性格與態度的人，除非是生理性的失調，否則不太容易因為心理而影響生理，導致自律神經失調。

但是，有些人則與上述情況恰恰相反，別說泰山崩於前而面不改色，就是一顆小石頭砸下來，就夠他驚天動地的了。任何一點風吹草動，都可能讓他產生焦慮；一點點小小壓力就會讓他吃不下、睡不著。當抗壓性不足又苦無支援、無處宣洩情緒時，自律神經失調便很容易找上門。

自律神經失調症3大類型

自律神經失調就是交感神經與副交感神經之間的作用失去平衡，一旦自律神經的功能失調，將會引起各種系統異常。我們都知道，健康的自律神經能自動維持正常運行，它並不會無緣無故失調。失調，一定有其原因！

根據引發失調的原因，我們可以粗略地將自律神經失調症，分為以下三種類型。第一種是受到體質影響，第二種是壓力所造成的，第三種則是精神所致。

體質型——體虛的人要注意

受體質影響而患有自律神經失調症的人，通常是透過儀器檢查時，才發現自律神經功能不穩定或異常，但進一步進行心理測驗，卻發現患者有不錯的壓力耐受度。這代表其自律神經失調的因素與心理關係不大——這類患者較少，並不常見。

一般說來，**體質虛弱的人，自律神經本來就較容易紊亂**，如嬰兒時期容易受驚、發燒、腹瀉；幼兒時期容易暈車；青少年時期有貧血症狀；或者是有嚴重經前症候群的女性，陷入自律神經失調症的機率較高。像這類病人，只需調整自律神經的作用，讓其功能恢復正常即可。根據調查，**透過呼吸訓練、瑜伽、太極等方式，對於自律神經的調整都有顯著效果。**

壓力型——性格是主要關鍵

受到壓力而引發自律神經失調的類型，是自律神經失調症中最大宗的族群。從這群人的心理測驗結果可清楚判斷，壓力已對他們的心理、精神造成嚴重困擾，而透過專業儀器的檢測，亦能發現自律神經運作異常等相關生理表現。

由於這類型的患者人數最多，因此我們幾乎可以這麼說——壓力是造成自律神經失調的主因之一！或許你會想問：「壓力？除了少數幸運兒之外，每個人或多或少都有。那為什麼有些人會自律神經失調，有些人卻不會？」

這的確是個好問題！性格是關鍵原因。通常來說，這類患者習慣壓抑，從他臉上，你看不出喜怒哀樂，此外，他們對自己的要求也會比較嚴格。外在的壓力，再加上自己給自己的壓力，不知不覺中相乘累積，一旦超出所能承受的範圍界線時，自律神經失調就來報到了。

千萬別以為受到壓力而引發自律神經失調者都是無法承受壓力的一群，或是能力不足的遜咖。雖然抗壓力較差的人，的確容易因為壓力而引發自律神經失調，但也有不少人是因為能力絕佳、事事受到他人倚賴，結果承受了太多太多的壓力，卻沒得到排解，到最後才不幸潰堤。

精神型——「太閒」的後果

最後一種類型，我們歸類為精神所致。許多退休的、子女離家的長輩，都屬於這類型。

如果說，被生活壓力追著跑的人，是因為「太忙」而罹患了自律神經失調，那麼這類型的人就是**因為「太閒」了，所以才導致自律神經失調。**

正在打拼的讀者，可能會想：「太閒？多好的一件事啊！簡直是夢寐以求，我還巴不得自己能太閒呢！」事實上，你會這麼認為，只是因為你把「太閒」、「沒壓力」或「舒適」聯想在一起。

對這些因為太閒而導致自律神經失調的患者來說，「閒」不只不是一件好事，反而還是一種壓力，而且是精神上的壓力。諸如生活上缺乏寄託、頓失人生目標或重心、每天睜開眼都不知道今天要做什麼……等等，這些情況都可能形成潛在的精神壓力。當這種壓力長時間存在，情況又沒有獲得改善，自律神經的運作便很容易走向不平衡。

節奏被打亂，功能便紊亂

你或許不知道，**自律神經是有其節奏的**。前面我曾經提過，為了適應遠古時期人類的生活模式，交感神經在白天會比較活絡，而副交感神經則在晚上較活絡——這就是自律神經的節奏。

長期熬夜、日夜顛倒、作息不正常，是破壞自律神經節奏的主要原因。一旦節奏長期被破壞，自律神經原本的作用就會受到影響，自然容易引發失調現象。

除了作息日夜顛倒會破壞自律神經的節奏之外，**長時間處於緊張的狀態下，也會導致自律神經失調。**緊張會讓交感神經過度亢奮，如果這種情緒一直持續的話，交感神經的作用處於強勢，而副交感神經就會找不到機會發揮作用。當交感與副交感神經

Tips

自律神經的節奏

若以一天為單位，那白天屬於交感神經的舞台，夜晚則是副交感神經表現的時間。所以在白天，呼吸、心臟機能活躍，體溫和血壓會略高，晚上則剛好相反。若以一年為單位，夏天副交感神經會較活絡，冬天交感神經的作用會較強。夏天氣溫高，副交感神經的作用能幫助排汗、降低體溫；冬天氣溫低，交感神經的作用能讓體溫不流失，並且讓皮膚附近的血管收縮，稍稍減低血流的速度。

在不該興奮的時候興奮，在該休息的時候沒有休息，久而久之，相互的關係就會失去平衡。

太理性會造成自律神經失調？

在說明大腦與自律神經之間的關係時，曾提過「下視丘是自律神經系統的上司」。現在我們把交感神經、副交感神經與下視丘看作一個團隊：下視丘是交感神經與副交感神經的上司，交感神經與副交感神經是兩名聽話的下屬，負責聽命行事、接收下視丘的指揮，各司其職地在工作崗位上努力。在一般正常狀況，下視丘能夠針對各種身體反應與狀態，下達正確指令，讓交感神經與副交感神經完成任務，彼此合作無間。然而，也正因為三者之間有著緊密的關係，當任何一方有狀況時，往往容易相互影響，導致後續一長串的連鎖反應。

自律神經系統與下視丘的合作，怎麼會發生不協調的情形呢？其中一種狀況與自律神經基本節奏被逆轉有關。當自律神經節奏紊亂時，下視丘對於自律神經的控制力就會變差，彼此之間合作的順暢度，自然也會因此受到影響。

此外，這兩者之間會不協調，跟下視丘與大腦邊緣系之間的傳導也有關連。接下來，我們就來看看，下視丘與大腦邊緣系之間的傳導，在什麼樣的狀況下會產生問題：

你應該還記得代表「理性腦」的大腦新皮質系，以及代表「感性腦」的大腦邊緣系。自律神經受到下視丘的支配，而下視丘負責接收大腦邊緣系所傳來的訊息，作為分配自律神經反應的依據，而大腦邊緣系則又受到大腦新皮質的支配。當理性腦太過強勢的時候，便會導致下視丘不知如何回應，最後功能就會紊亂。換言之，**當本能或慾望長期被抑制時，自律神經就會失調**，與下視丘的合作也會出現不協調的情況。

舉個例子來說，大多數的人應該都有過想笑又不能笑的經驗吧！憋笑是件很痛苦的事，當我們聽到一則有趣的笑話或看到什麼滑稽畫面的時候，明明很想發笑，但有時卻偏偏不能笑。這種時候，理性腦會強硬地介入，下達指令要求「不能笑」，在理

Tips

下視丘的主要作用是什麼？

下視丘含有控制自主神經構造的中樞，也就是說它具有主導自律神經作用的功能，同時也會影響血壓、心跳速率與強度、消化道的運動、呼吸的頻率與深度，以及瞳孔的大小等反應。交感神經的中樞位於下視丘的後部；副交感神經的中樞則位於前部。

性與感性激烈交戰之際，因憋笑導致臉部表情僵硬扭曲是常有的事，而大腦邊緣系也一樣！

當大腦新皮質系所產生的理性過強的時候，就會抑制負責反應本能、情緒、感受的大腦邊緣系，這時候，大腦新皮質系與大腦邊緣系之間會產生扭曲，進而影響大腦邊緣系對下視丘的支配。這下子，下視丘便會產生混淆，不知道應該要做出哪一種回應，來分配自律神經的運作。當這種違反自然本能的處理模式一而再、再而三的出現，自律神經跟下視丘的合作模式便會變得愈來愈混亂，而自律神經會失調自然也就成為意料中之事了！如果情況再嚴重一些，就連下視丘功能也可能會出現問題！

小心內分泌失調

內分泌系統與自律神經系統，是維持人體內部平衡的兩大系統，它們之間有著相互合作、相互制衡的關係。

內分泌系統與自律神經系統，都受到下視丘的控制。下視丘會影響腦下垂體，腦下垂體位於人腦底部中央的位置，實際體積雖然只有紅豆般大小，但對人體運作卻有著相當廣泛的影響力。

腦下垂體會分泌多種荷爾蒙，比如生長激素、甲狀腺刺激素、促腎上腺皮質素等等，它的分泌物質會藉由血流，運送到身體其他內分泌腺體，如甲狀腺、腎上腺、性腺等，這些腺體接受到刺激後，會繼續分泌多種荷爾蒙，如甲狀腺素、腎上腺素等。

根據研究發現，內分泌系統所分泌出來的荷爾蒙，對自律神經系統有著明顯的影響。例如腎上腺素能亢奮交感神經，使交感神經的作用更旺盛。所以，一旦內分泌失調，自律神經也會跟著受到影響而失去平衡。此外，由於下視丘同時控制著內分泌、自律神經系統，因此，三者之間又會出現連動關係。只要其中有一方功能失調，且長此以往沒有獲得改善，那麼其他兩者便極易受到牽連與影響。

Tips

內分泌為什麼失調？

心情、壓力與疾病，是引起內分泌失調最主要的原因。當內分泌腺分泌的激素過多或過少，會造成新陳代謝功能紊亂，最後就會引發內分泌失調。

中醫怎麼說 ❀ 中國醫聖談自律神經失調

傳統中醫裡不曾出現自律神經失調這個病稱，但這並不代表中醫領域對自律神經失調一無所知！事實上，在中醫古老典籍——《金匱要略》中，早就有類似症狀的描述與記載，例如「梅核氣」、「臟躁」、「虛勞」、「驚悸」等等病症，其實都與自律神經失調脫離不了關係。

從中醫觀點來看，自律神經失調是從腦連及到五臟六腑的疾病，因此牽涉的範圍很廣泛，從頭到腳都有可能出現不同的病痛，此觀點與西醫看法不謀而合。

說到《金匱要略》，就不能不提及赫赫有名的《黃帝內經》，即便是對中醫不怎麼熟悉的朋友，可能也都聽說過這部流傳千年以上的偉大醫書，而在《金匱要略》裡頭所提及的疾病預防相關理論，大多就是以《黃帝內經》的記載為依據。

Tips

《金匱要略》是本什麼書？

《金匱要略》是醫聖張仲景流傳後世的中醫經典，內容涵蓋各種疑難雜症，包含疾病的導致原因及早期治療方式，談論範圍則包括臟腑經絡、內科、外科、婦科等等，十分的豐富。

氣血調和則百病不侵

人體氣血調和則百病不侵的說法，源自於

《黃帝內經》，從這句話可以看出來，中醫認為氣血對身體的影響是全面性的，而自律神經失調對身體的影響也是全面性的，那麼，究竟自律神經跟中醫所謂的氣血之間，有什麼關連性呢？首先，我們必須先來了解中醫所謂的氣與血到底是什麼。

在中醫裡，氣的概念具有抽象跟實際兩個面向，它們都具有流動的特性。簡單來說，「氣」有兩個含意：一個是指在身體中，流動著的營養精微物質；一個是指推動臟腑生理活動的動力。

說完「氣」，一定要談談「血」。中醫認為，氣和血是構成機體的基本物質。氣屬陽，血屬陰；氣為動力，血為基礎。中醫裡的血，也是一種紅色液體，提供身體所需的營養。血的來源是水穀精氣，以及生來就存在於腎臟內的基礎物質，經過脾、胃、心、肺的作用變化而成。

你可以把血當作是身體臟器的能量來源，就像是食物一樣。血足，臟器才能獲得充分的能量，臟器擁有足夠的能量，才有力氣工作。

Tips

《黃帝內經》是本什麼書？

《黃帝內經》可以說是中醫最重要的典籍之一，也是中醫理論的重要依據。有別於其他探討治療方式、藥方的中醫經典，《黃帝內經》像是一本養生智慧精華，它所說的內容，大多是對大自然的感悟，從天地自然間的變化，理解生活、生命之道。

中醫說：「血為氣之母，氣為血之帥。」

氣與血之間，也是依循著陰陽概念來運行的。身體裡面光有氣或血，都是不夠的。氣必須依賴血提供充足的養分才能發揮其作用，而血則必須有氣的推動才能運行於全身，將養分運送至全身上下，提供臟器所用。因此，氣血調和才有健康可言，氣血失調則全身上下都受影響。

中醫的氣與血屬於大範圍，與西醫觀點存在不小的差異性，但同時也有重疊處。若人體的自律神經失調，會對氣血作用產生負面影響。自律神經掌控著呼吸、血液循環系統，當自律神經系統失常，影響呼吸，則「宗氣」易顯不足。當氣的一部分被消滅，使身體的氣不夠，流動產生障礙，就會造成血液淤滯，這時體內臟器吸收的營養便不足，臟腑缺乏養分，生長與運作都大打折扣，功能自然削弱，反映出來的結果就是身體健康大不如前。

簡而言之，氣血是一種支配內臟的能量，自律神經參與著其中一部分的工作。當自律神經混亂，會造成氣血陰陽失衡，氣不夠力、血流不夠順暢；當氣血凝聚不通，產生不調和的現象，臟腑神經失去該有的規律，人就會生病！

心臟、呼吸與氣血的連動關係

中醫將人體的器官稱為臟腑，包括肝、心、脾、肺及腎等五臟，以及膽、小腸、胃、大腸、膀胱及三焦等六腑。每個臟器都有其不同的功能，臟器健康，運作才能順暢，身體才不會有毛病。

那麼，臟器如何才能健康呢？最重要的就是氣血要足。

對於臟器而言，血是主食，是營養來源，氣負責推動血的運行與生成，將血液送達至臟器。臟器沒有足夠的血，就像飢腸轆轆的人一樣，會沒有精神、沒有元氣，這麼一來，當然無法發揮正常作用。

現在，我們知道氣血之於健康的重要性，接下來的重點，便是如何強化氣血。有一個很簡單，但卻經常被忽略的作法，那就是呼吸。

中國傳統上，強調呼吸養生；透過呼吸，心臟功能得以獲得調節，血便可以流暢運行於全身，五臟六腑也因此獲得滋養。也就是說，我們可以用一個簡單的公式來看心臟、呼吸與氣血的關係——**心臟＋呼吸＝氣＋血。**

在中醫理論中，心主血脈，心臟、血、血管會藉著共同的作用聯繫起來：心臟透過搏動，把血液送到全身；心氣足，搏動的動力就夠強，心氣不足，搏動的動力相對弱。唯有心氣足，血液的運送才能順暢，五臟六腑所獲得的血液數量才足夠。

呼吸，可以調節心臟的功能，促使心氣足夠。當一切條件都完善具備的時候，氣血才能充足。

氣血對健康的影響

氣血對人體健康影響甚鉅，自律神經失調會導致氣血失衡。不同程度的失衡，所表現出來的症狀以及對健康的影響亦各異。

- 氣血充足且平衡：這個狀態代表自律神經平穩，身體非常健康，一個氣血充足的人，通常身形勻稱、臉色紅潤、眼睛炯炯有神，並且情緒穩定。這種人不容易生病，抵抗力十足。
- 短期氣血不足：造成短期氣血不足的原因很多，諸如熬夜、營養不均等。這時候，副交感神經功能較發達，交感神經功能則略顯不足。這類型的人，容易感到疲勞，抵抗力普通，趕緊調整，補足氣血，才能避免生病。
- 長期氣血不足：長期氣血不足，會導致交感神經功能過於發達，現代人多半屬於這類型的人。一格長期氣血不族的人，外觀上看起來似乎是活動力十足，但實際上健康已經透支。
- 長期氣血嚴重不足：長期氣血嚴重不足的人，會時時刻刻感到疲勞，即便休息過後也一樣，這時候健康狀態非常不理想。
- 氣血枯竭：當氣血枯竭時，五臟六腑完全無法獲得滋養，各種嚴重疾病陸續出現。

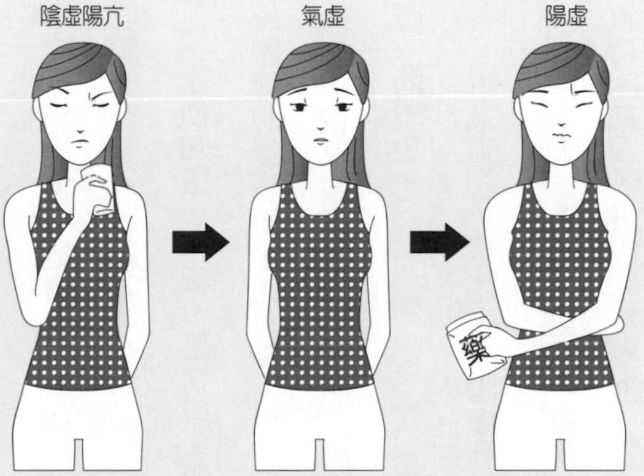

從陰虛陽亢到陰陽兩虛

根據調查，自律神經失調者以上班族居多，長期壓力過大則是造成自律神經失調的主因。在一般的狀況之下，罹患自律神經失調的人，初期會有「陰虛陽亢」的徵兆。

中醫裡所謂的陰虛，指的是身體裡負責滋潤以及提供養分的液體（液體屬陰），被耗損得太厲害，所以無法與「陽」（臟器活動）相互制衡、對抗，以至於滋養作用減退。

在一般健康正常的狀態之下，我們體內的陰陽是相對平衡的，兩者互相制約，同時也相互協調。但是，一旦當陰氣虧損的時候，陽氣就會失去制約，因而產生亢盛的病理變化，稱為「陽亢」——這也就是為什麼，陰虛會引起陽氣亢盛，而陽亢又會使陰液耗損的主要原因。基本上，這兩者是互為因果關係的。

緊張的工作，忙碌的生活，使得我們的交感神經往往比副交感神經活絡許多，長期下來，器官不斷進行生理作用，讓身體出現「陰虛陽亢」的狀況，在症狀方面，則會出現口苦、口乾舌燥、失眠、容易作夢、焦慮、煩躁、易怒、體熱等。

除了以上症狀之外，如果還伴有心跳加速、呼吸急促的現象，則可能是「心陰虛」；假使伴有腹瀉、便祕、消化不良等等問題，大概就是「脾陰虛」；若是伴有腋下至胸前疼痛感的症狀，則是「肝陰虛」；要是伴有咳嗽症狀，可能就是「肺陰虛」；女性假若出現月經不順問題、男性有腰痠遺精問題者，則可能是「腎陰虛」。

假使沒有妥善治療自律神經失調初期的陰虛陽亢症狀，接下來，病患很可能會有「氣虛」的問題——即慢性換氣過度的現象。

我們知道，「氣」是構成人體維持生命活動的重要物質，而所謂的「氣虛」，就是指身體裡的氣量不足的時候。當氣不足，就無法推動血，這可能會進一步導致出現全身疲勞、食慾不振等狀況，當然，體內的臟腑也會受到影響。再更嚴重一點，則會出現「陽虛」的現象。

跟氣虛相比較起來，陽虛代表的是體內能量嚴重缺乏，通常會出現「陽虛氣弱」或「陰陽兩虛」。簡單來說，這就是因為體內交感神經長期興奮過度沒有機會休息，最後導致功能耗弱，身體開始虛弱、怕冷，免疫力也跟著下降。

陰虛陽亢症狀

問題	症狀
心陰虛	心跳加速、呼吸急促。
脾陰虛	腹瀉、便祕、消化不良。
肝陰虛	腋下至胸前疼痛。
肺陰虛	咳嗽。
腎陰虛	女性月經不調、男性腰痠遺精。

Q：更年期就會自律神經失調嗎？
A：沒有絕對關係，但女性荷爾蒙的變化的確會影響自律神經。

「五十四歲的陳媽媽，在進入更年期之後，不但脾氣變得異常暴躁，還時常感到全身痠痛。擔心之餘，陳媽媽來到醫院進行檢測。報告結果顯示她的身體健康一切正常，陳媽媽終於能放下懸在半空中的一顆心。奇怪的是，全身痠痛的情況還是持續著，而且愈來愈嚴重，陳媽媽的情緒也愈來愈低落……」

陳媽媽的症狀是典型自律神經失調的一種，但是引發她自律神經失調的主要原因，並不是一般人以為的更年期到來的關係，而是荷爾蒙改變讓她的自律神經一時無法適應所導致的結果。

醫學研究顯示，女性荷爾蒙的濃度也會影響自律神經運作。更年期階段，女性荷爾蒙分泌驟減，對自律神經的運作會產生或大或小的影響。依照多年看診經驗來判斷，不少更年期女性之所以會產生大大小小不適，是因為「聽說」更年期會引發各種症狀，讓心理因素影響了生理狀況。實際上，根據研究，不同種族所面臨的更年期症狀各不相同，例如白種人較易有熱潮紅、盜汗、陰道乾澀等現象發生，黃種人則相對輕微。

建議更年期婦女應該正確了解更年期是怎麼一回事。所謂「知己知彼，百戰百勝」，如果能知道自己即將面臨什麼，想將生活起居與步調都調整好便不是什麼太困難的事，慢慢地，便能自然而然擺脫自律神經失調之苦囉！

Q：自律神經失調就是憂鬱症嗎？
A：不是的，自律神經失調與憂鬱症之間沒有絕對關係。

「醫生，我到底是憂鬱症？焦慮症？還是自律神經失調？這些病有什麼不一樣啊？」這是許多病人在就診時會提出的問題。嚴格說來，**自律神經失調跟憂鬱症、焦慮症等精神疾病並沒有絕對關係。**

自律神經失調是生理出問題，它不等於憂鬱症，但兩者之間所產生的症狀十分類似，且憂鬱症患者的情緒起伏大，和一般人相比，確實更容易引起自律神經失調，也難怪很多人總是把兩者混為一談。

Q．哪些人容易有自律神經失調的問題？

A．抗壓性較差、追求完美、個性急躁和愛擔憂者。

生活在節奏快速的現代社會中，要免除壓力的侵襲，可說是難上加難。嚴格說來，只要生活在壓力中，且沒有透過適當管道來舒緩壓力，任何人都有可能會面臨自律神經失調的問題。如果要就機率來說，抗壓性較差、追求完美、個性急躁、反應激烈、愛擔憂、愛鑽牛角尖的人較容易有自律神經失調的問題。

另外，研究發現，**自律神經的運作會受到女性體內荷爾蒙濃度的影響。**女性在生理期前後、產後、更年期等特殊時期，較容易有自律神經失調的困擾。

被壓力追著跑的人

我們大概都知道，身心之間有著密不可分的關係，長期以來，兩者一直維持著一種交互作用的狀態——也就是說，生理的變化會影響心理，而心理的變化也會影響生理。讓我舉個例子來說明：當內分泌改變，例如腎上腺素分泌增加的時候，我們的情緒感受會比較亢奮，這就是生理影響心理的表現；換個層面，當我們緊張焦慮的時候，交感神經就會比較活絡，這則是心理影響生理的結果。

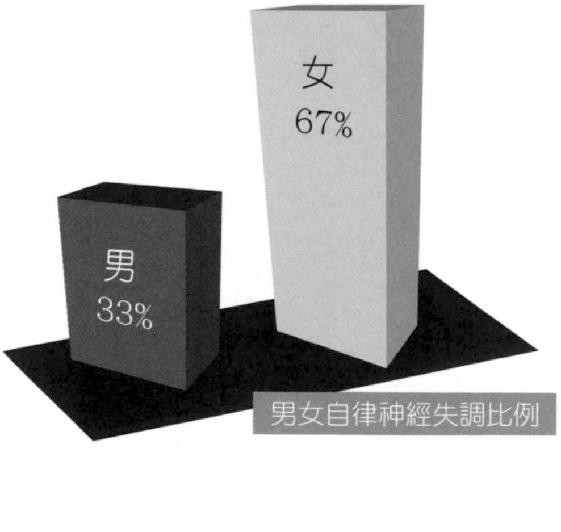

男女自律神經失調比例

當身體、精神受到強烈刺激，而且負擔過大、身體無法負荷的時候，就容易引發自律神經的失調——這個刺激有個廣為熟知的代名詞叫「壓力」。這麼說或許你不相信，但是**人其實從一出生開始就面臨各種壓力，隨著年紀變化，造成壓力的原因會改變，唯一不變的是壓力依舊緊緊跟著你，像個影子般如影隨行。**

生活週期與壓力

嬰幼兒 0~5歲	・母子關係（斷奶、母親不在、弟妹誕生，愛被剝奪感） ・家庭問題（雙親不和） ・進入幼稚園的不安
學童期 6~14歲	・親子關係（父母的教育態度） ・家庭和諧度（父母的婚姻關係） ・學校生活（新生活型態、跟老師同學的互動、成績不佳）
青春期 15~18歲	・親子關係（叛逆期來到） ・學校生活（和老師同學的互動、在校成績、社團） ・升學壓力（考高中） ・戀愛問題（對異性產生好奇） ・青春期變化（第二性徵、心理變化）
青年期 19~25歲	・獨立生活（對家庭依賴降低） ・學校生活（同學互動、社團） ・就業壓力（開始面對未來的壓力） ・戀愛問題（戀愛、失戀） ・人生壓力（思索未來方向）
成人期 26~40歲	・立業（職場上所有狗屁倒灶的事，升遷、競爭、人際關係） ・成家（結婚、生子、育兒） ・婚姻（與配偶不和、壓抑、分居、離婚）
中年期 41~50歲	・婚姻（與配偶不和、壓抑、分居、離婚） ・事業（職場上所有狗屁倒灶的事，升遷、競爭、人際關係） ・健康（更年期的到來、無法扭轉的老化現象、生病） ・死別（雙親生病、死亡）
初老期 51~65歲	・生離死別（小孩完全獨立，雙親、近親、朋友離世） ・婚姻（中老年離婚潮） ・生活改變（退休、經濟不安） ・自我認同（能力的極限） ・健康（慢性病）
老年期 66歲以上	・健康（配偶與自己的健康） ・死別（配偶、近親、朋友的死亡） ・生活意義的喪失（孤單、獨居） ・生活型態改變（與子女同住、養老院）

你可能會說：「騙人，才沒那麼誇張。」相信我，我絕對沒有要嚇唬你的意思。

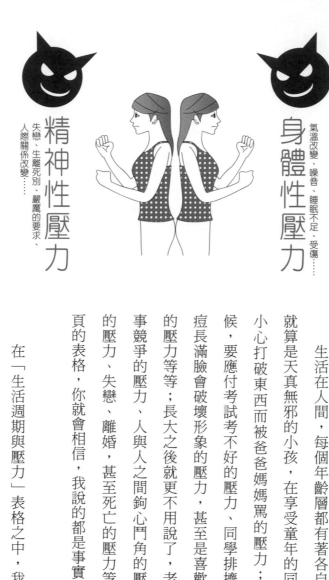

生活在人間，每個年齡層都有著各自不同的壓力，就算是天真無邪的小孩，在享受童年的同時，也會有不小心打破東西而被爸爸媽媽罵的壓力；求學階段的時候，要應付考試考不好的壓力、同學排擠你的壓力、痘痘長滿臉會破壞形象的壓力，甚至是喜歡的人不喜歡你的壓力等等；長大之後就更不用說了，老闆的壓力、同事競爭的壓力、人與人之間鉤心鬥角的壓力、被炒魷魚的壓力、失戀、離婚，甚至死亡的壓力等等，看看上一頁的表格，你就會相信，我說的都是事實。

在「生活週期與壓力」表格之中，我們看到了許許多多充斥在生活周遭的壓力。那些多半屬於精神性的壓力。實際上，**壓力可分為兩種，分別是身體性的壓力與**

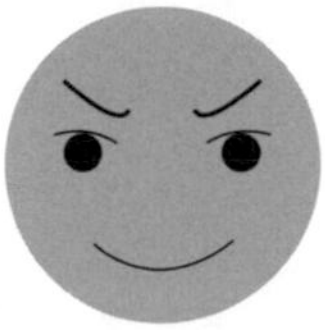

第1階段「警覺反應期」
對於壓力的回應與處理游刃有餘

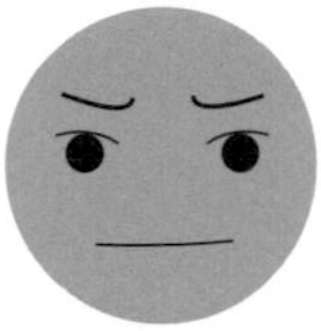

第2階段「抗拒期」
還是能抵抗壓力，但疲態漸顯現

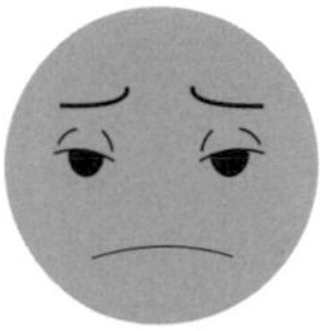

第3階段「衰竭期」
已無法回應壓力，失去抵抗能力

精神性的壓力，這兩種壓力獨立存在卻相互影響。身體性的壓力是身體感受到的，例如：氣溫改變、噪音、睡眠不足、受傷等；而精神性的壓力是精神上所感受到的，例如：情感的失去、對方嚴厲的要求等。

雖然生存就是面對一個又一個的壓力，我們的生活也總是被壓力包圍住，不過，**人本來就具有抵抗壓力的能力，不太需要過度畏懼壓力的存在。**只是，學會紓解壓力是很重要的，否則長期被壓力追著跑，很容易導致自律神經失調。

一般說來，我們對壓力的反應，可以分為三階段：

第一階段為「警覺反應期」，當壓力初產生時，不論是生理或心理，都會處於高度警戒狀態，這時對壓力的回應與處理處於游刃有餘的狀態。

第二階段為「抗拒期」，身體會自動保持高度生理警覺的激動狀態，還是可以抵抗壓力，但是不知不覺中疲態會逐漸顯露。

最後，第三階段為「衰竭期」，身體因為長期保持在激動狀態，耗盡所有能量，終於引發崩潰結果，對於壓力已經無法回應，失去抵抗能力。

在警覺反應期，你還不累，身體裡有滿滿的能量來對抗壓力。如果你不懂得適時補充能量，面對壓力一波又一波的襲擊，你可能開始會感到疲倦，假使你依舊固執地拖著疲憊的身軀對抗壓力，最後等到能量消耗殆盡的那一天，你的身體會透過種種不適症狀告訴你：「你累了。」對你發出最大的提醒與抗議。

壓力無所不在，壓力總是不請自來，但學會紓壓便能讓自己喘口氣，以儲備能量再戰壓力。在馬不停蹄的忙碌生活中，記得偶爾停下腳步來，看看自己是否真的累了、需要休息了，**懂得聆聽身體的聲音，才能免於自律神經失調之苦。**

壓力有好壞之分？

壓力，是引起自律神經失調最主要的原因，被強大壓力籠罩的人，是自律神經失調的

Tips

你害怕壓力嗎？

每個人的壓力承受度是天生的嗎？根據研究分析，一般認為，成長過程、環境所養成的性格，是造成每個人壓力承受度有差異的最主要原因。

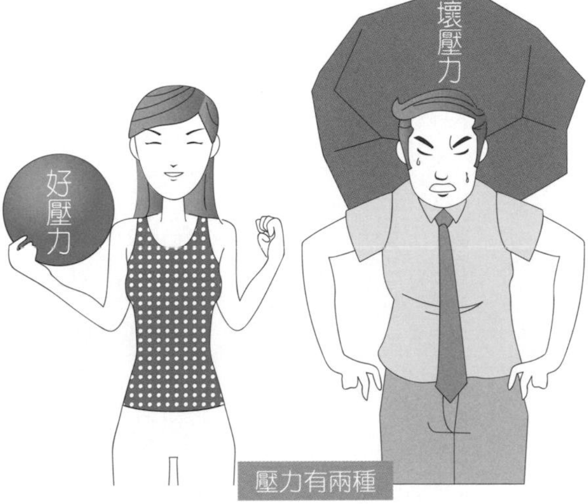

壓力有兩種

高危險群。不過，「壓力」的定義是不但相當主觀，同時也會因人而異。打個比方來說，有人喜歡追求刺激，愛看恐怖片、坐雲霄飛車，這些活動對他來說是一種快感，但是對很多人而言（包括我），那並非刺激，而是一種折磨、一個可怕的夢魘。一樣的情境，會帶給人不同的感受；一樣的事件，對甲來說是可能壓力，對乙來說則又不見得如此了。

「藝人徐××昨天凌晨突然覺得呼吸困難而緊急送醫。經醫生診斷為自律神經失調，必須做長期療養。醫生指出，壓力過大是自律神經失調的主因……」

「四十八歲的蘇珊從一個平凡人到名人，因無法承受爆紅壓力而崩潰，日前，因身心俱疲被送進了精神療養院……」

從報章雜誌、電視媒體中，我們常常可以看到哪個名人因為壓力過大、身體不適，緊急送醫的報導。乍看之下，壓力似乎對人有害，總是扮演著損害健康的角色，事實上很多人提起壓力，也都抱持著負面的看法，諸如「壓力令人不愉快」、「壓力讓人快速老化」。

其實，**嚴格說來，壓力本身並沒有好壞之分，但如果從身心健康來看，就有好壓力跟壞壓力的差別了。**這是什麼意思呢？壓力就是壓力，但是相同的壓力，卻會因為每個人處理壓力的能力、看法的不同，而對健康產生不同影響。壓力沒有好壞的差別，但是人對應的態度，會將壓力分類成好壓力與壞壓力。

舉個例子來說吧！

老闆交代一個任務下來，A腦海中浮現的第一個想法是「耶！老闆看重我，給我表現機會，我一定要好好把握！」但是B想著的卻是「真倒楣，為什麼老是叫我做這些麻煩事，別

Tips

你有憂鬱症嗎？

很多人都有過憂鬱的情緒，但在醫療專業的認知上，「憂鬱症」有其明確的定義、分類及診斷標準。如果你發現你的憂鬱情緒已經嚴重影響到生活作息，或者發現自己對情緒失去掌控力，很有可能罹患了憂鬱症，此時應該尋求專業協助才是上策。

人在旁邊涼快，只有我一個人埋頭苦幹，也太不公平了吧！」同樣一件事，對A來說是振奮精神、鼓舞士氣的好壓力；對B來說，卻反而成了討厭的、有害身心健康的壞壓力。

一個人處理壓力的能力，主宰著壓力對身心健康所造成的影響是正面還是負面。一般來說，壓力承受度強的人，在壓力來臨時能找到合適的方法，讓壓力獲得紓解，同時還能用正面的態度來面對眼前的壓力，讓壓力化為動力。但是壓力承受度弱的人則剛好相反，他對壓力所保持的負面想法，容易讓小壓力演變為大壓力，不僅對心理造成負擔，對身體也會造成某種程度上的傷害。

討論了這麼多壓力承受度的問題，我們再回到「有壓力」這件事上，有壓力真的不好嗎？沒壓力就真的很好嗎？其實不盡然，壓力有時是一種前進的動力，會讓人更有衝勁、渾身散發朝氣，長期沒壓力反而會使人懶散，對健康、生活造成負面影響，雖然長期持續的壓力會造成身心的傷害，但如果硬要說傷害身體的是壓力本身，我就無法苟同了——**傷害健康的不是壓力，而是我們面對壓力的態度。**在我們的生命裡，壓力是無所不在、也無可避免的，調整自己

Test 1 壓力承受度檢查表

檢測方式：針對各檢測項目，選擇出符合的狀態，並做上記號，最後統計總分。

編號	項　目	狀　態			
		偶爾	有時	經常	隨時
1	突然遇到緊時事故，能冷靜判斷。	1	2	3	4
2	個性開朗，比較能用正面的態度看待事物。	1	2	3	4
3	樂於表現，懂得把握機會。	1	2	3	4
4	自己覺得生活過得很快樂。	1	2	3	4
5	對於未來，充滿期待。	1	2	3	4
6	熱愛活動。	1	2	3	4
7	懂得欣賞他人的優點，接納他人的缺點。	1	2	3	4
8	理解能力佳，能舉一反三。	1	2	3	4
9	接到來信就馬上回信的行動派。	1	2	3	4
10	樂天知命，還滿樂觀的。	1	2	3	4
11	確認事實，不會胡亂猜測。	1	2	3	4
12	深思熟慮，凡事細心。	1	2	3	4
13	存有感激之心，懂得感謝別人。	1	2	3	4
14	擁有為數不少的朋友。	1	2	3	4
15	有屬於個人的嗜好與興趣。	1	2	3	4
16	很在意別人的臉色。	4	3	2	1
17	容易羨慕別人。	4	3	2	1
18	經常數落別人、責怪別人。	4	3	2	1

接上頁

編號	項目	狀態			
		偶爾	有時	經常	隨時
19	家庭氣氛不怎麼融洽。	4	3	2	1
20	工作辛苦，負擔很大。	4	3	2	1
	總計				

20~39分　你的抗壓性較低，屬於怕壓力一族。

40~49分　你的抗壓性普通。

50~80分　你的抗壓性還不錯，能承受不小的壓力。

對壓力的看法與反應，學會與壓力和平共處，讓身體內在達到平衡狀態，才是面對壓力的正確態度。

為什麼感覺沒壓力還生病？

病患：「醫生，我覺得我神經很大條耶！怎麼還會自律神經失調？」

醫生：「嗯，你的神經應該沒有你自己想像中的大條喔！我看你滿容易緊張的。」

病患：「是喔！」

醫生：「我想你在生活中所累積的壓力應該還不小哦！」

病患：「嗯，我也不知道耶！可是嚴格說起來，我應該不會有什麼壓力才對呀！我覺得我實在不像會自律神經失調的人耶！」

說到這些高危險群，大家第一個想到的，八九

Test 2 憂鬱狀態檢測表

檢測方式：針對各檢測項目，選擇出符合的狀態，並做上記號，最後統計總分。

編號	項　目	狀　態			
		偶爾	有時	經常	隨時
1	心情不好，很憂鬱。	1	2	3	4
2	常常有想哭的衝動，或者常沒來由地掉淚。	1	2	3	4
3	睡不著覺。	1	2	3	4
4	體重慢慢減輕中。	1	2	3	4
5	被便祕困擾著。	1	2	3	4
6	感到很疲勞。	1	2	3	4
7	有心悸現象。	1	2	3	4
8	沒有辦法一個人冷靜自處。	1	2	3	4
9	比以往更容易焦慮。	1	2	3	4
10	心中常浮現「如果自己死了，別人能更快樂活下去」的想法。	1	2	3	4
11	清晨時心情最好。	4	3	2	1
12	維持正常的食慾。	4	3	2	1
13	有性需求，會關心異性。	4	3	2	1
14	常常有好心情。	4	3	2	1
15	生活充實。	4	3	2	1
16	對將來充滿樂觀，抱持希望。	4	3	2	1
17	果決，容易下決斷。	4	3	2	1
18	認為自己在工作上是被需要的。	4	3	2	1

接上頁

編號	項目	狀態			
		偶爾	有時	經常	隨時
19	能維持跟以往一樣的工作效率跟工作態度。	4	3	2	1
20	對於完成的事感到滿足。	4	3	2	1
	總計				

20~39分 你的精神狀態正常。

40~49分 你有憂鬱的傾向。

50~80分 你正被憂鬱症困擾著，最好盡速就醫。

不離十是壓力很大的人。然而在看診過程中，我還滿常接觸到病患對自己有不少的誤解。根據觀察，他們實際上就是屬於被壓力追著跑的人，但這些病患通常認為自己壓力不大，所以每每在問診時，他們總是會有「我又不是這種人，怎麼還自律神經失調？」的疑問。

透過聊天，我發現這類型的人幾乎都有著共通點，那就是表裡不一，大家學會用另一張臉去面對人群——說到底這也是一種壓抑的習慣。這或許是工商社會的特有產物，現實的壓力讓大家難免沉重、苦悶，所以更想用輕鬆的態度面對，因此學會苦中作樂，但真正豁達的人少之又少，表面上大家都在笑，但實際上沒有人是真正開心的。這種做法就像是借酒澆愁，喝醉時獲得短暫的解脫，但酒醒後問題還是存在，依舊等著你去面對、解決。沒有真正看開、想開，即便你學著苦中作樂、自我解嘲，心中的憂煩還是不會消失，也沒有獲得紓解。長此以往，情緒負擔過大，身體終究會受不了。

習慣上，我們會把發展不順、環境艱苦與壓力聯想在一起。的確，生活上的不順遂、充滿荊棘的外在環境，是壓力產生的推手，不過，倘若你認為擺脫了這兩個因素，壓力就不會存在，那麼你可能對壓力的產生有所誤解。**壓力是非常非常主觀的，即便你腳下踏的是一條人人都羨慕的舒坦康莊大道，也無法保證壓力與你絕緣**，因為導致壓力產生的因素不但又多又複雜，而且往往會因人而異，實在沒有準則可言。

「我家庭美滿，工作順利，偶爾也會跑步打球，怎麼可能壓力過大？」有不少病患在看診時總忍不住向我提出這個疑問，實際上，這是因為我們對壓力仍一知半解。**生活中不只有壞事會帶來壓力，好事也會帶來無形的壓力。**舉個最簡單的例子：發財升官，相信很少人會不喜歡，接獲晉升的消息時，大家內心都是雀躍無比的，但是職位高一級，責任相對加倍，就算有絕佳的辦事能力，處理業務得心應手，也不見得能停止對自己好還要更好的要求，相信老闆更是樂意看見你超越自我的表現，這些無形的壓力都會隨之而來。

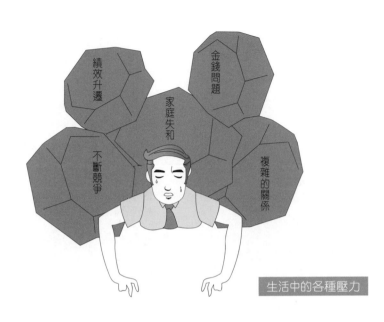

生活中的各種壓力

壞事會讓我們直接聯想到壞壓力，所以我們在處理壞事所帶來的壓力與情緒時會抱持著較謹慎的態度。好事會帶來好心情，但同時也會帶來些許壓力，但我們似乎只看到好心情而忽略了壓力，在沒有準備、防備之下，好事也會變成傷害健康的凶手。**那要如何讓自己免於壓力的威脅呢？**答案很簡單，學會真正放鬆、紓解，讓累積的壓力獲得釋放，讓身體重新獲得能量，就能不受到壓力威脅。這裡的重點是——真正放鬆，壓力才能釋放。不過，說得容易做起來卻很困難，嘴巴說要放鬆，但心情上不見得真能放鬆。本書會提供你有效又簡單的紓壓方式、學會正確的呼吸，幫助身體能量的復原，調節自律神經作用。

好命的草莓族也有壓力!?

「現代的小孩就是太好命了啦！才會這麼容易被壓力打敗。」

「才怪，那是你不懂，你根本不知道，我們現在面對的是什麼！」

「最好我不懂，我吃過的鹽，比你吃過的米還多，我……」

「我走過的橋，比你走過的路還多。都會背了啦！」

「還頂嘴！你看你，這樣就受不了，那古代的人怎麼辦，他們必須冒著生命危險才能生存下去。」

「拜託，八百年前的事，我怎麼知道他們怎麼辦……」

這是我無意間聽到一對父子的對話，相信許多年輕讀者們看到後一定忍不住在心中咒罵：「倚老賣老的討厭鬼。」而老一輩的讀者們可能會大表認同，誇讚道：「說得好啊！」

Tips

壓力評估DIY

為了生存，每個人或多或少，都會面對壓力。對於壓力一詞，相信大家都很熟悉，不過，你知道壓力的定義為何嗎？壓力的定義有三，只要出現其中一項，那就代表你身在壓力裡。

1. 當你面對「它」，你的生理狀況改變，如情緒亢奮、緊張、不安等，那麼你正面對壓力。
2. 當你面對「它」，問問自己：「如果我可以逃避這件事，我會不會想逃。」倘若你的答案是「會」，那麼恭喜你，你已經在壓力中了。
3. 當你面對「它」，覺得沒有掌控權、沒有把握，那麼代表你正跟壓力交手中。

那究竟誰有道理呢？我認為，雙方都有道理。

過於舒適的環境會讓人喪失磨練的機會，以致當壓力來臨時，不知如何面對、承受與排解——即「抗壓性差」。太過順遂、沒有挫折的成長環境與過程的確會使人像顆草莓，輕輕一壓就壞掉，如同對話中爸爸所提及的。不過日新月異的科技、快速發展的社會，讓未來更難以應付，以前可能只需要「一技之長」就得以在社會中求生存，但現在擁有一技之長恐怕是不夠的，最好具備二技、三技，這樣的壓力大概也不是老一輩的人能想像的。

回到這對父子的對話，他們一來一往的內容，讓我想起常被問及的問題：「為什麼現今社會中有這麼多人都有自律神經失調的問題？」答案很簡單，**我們的身體並不是針對現在環境所設計的，時代轉變得太快，身體還來不及反應。**

人體有一套非常精密的反應系統，用來應付突如而來的壓力，讓我們的生命安全免於危險，那就是「戰或逃反應」，自律神經系統中的交感神經在這反應中扮演著主要角色。這套精密的結構與功能，幫助早期的人類應付所面臨的種種壓力。

那麼人類早期主要的壓力威脅來自哪呢？那時候獵食是生存的方法，人類主要的壓力就來自狩獵過程中所面臨的大小危機，例如草原上的獅子、絆腳的石頭。要應付這些壓力需要立即反應，所以我們的身體在短短幾秒內就得做出回應，讓視線集中、血流順暢、肌肉充滿活力等，好幫助我們逃過災難、保全性命。

可能有人會說，我們的祖先必須與野獸搏鬥才能在艱辛的環境下求生存，而我們食、衣、住、行樣樣不缺，更不必為猛獸侵襲所困擾，與老祖宗相較下，生存顯得容易許多，照理說身體的負擔應該更輕才是。事實是，人類對付壓力的機轉仍停留在過去原始的方法，但我們所面對的壓力已經不同。現代的人需要面對的生存壓力是長期存在的，不像過去需要當下的反應。**人類原先建立的壓力系統，並不是為了處理長期的壓力**，所以久了身體會應付不來，傷害便造成了。

今日，我們所面對的生存難題，並不如過去那樣單純直接，我們不會在路上遇到一隻猛獸攻擊，但是必須生活在一個快節奏、高效率、競爭激烈的環境中，面對複雜的人際關係、事業競爭、金錢問題、家庭失和、績效升遷等，而這些現代問題，沒有一項是「戰或逃」的反應可以立即解決的。世界變化的速度已經超越身體能夠適應的程度，這就是為什麼在現今社會中，會有這麼多人飽嚐自律神經之苦的原因。

夜貓族也要小心

科技的進步，改變了我們的生活型態與模式，日出而作、日落而息的年代已經走遠。匡衡鑿壁借光的故事，相信大家一定都聽過，只不過應該沒有人能想像，那是什麼樣的環境、怎麼樣的不便利。現在，夜幕低垂時，只要輕輕動一動手指，按下電燈開關，要多亮就能有多亮，看書、看電視、上網聊天，隨你挑。

當然，科技帶來的改變可不只這樣。如果覺得一個人實在很無趣，拿起手機，號碼一撥，在短短幾秒內，就能輕輕鬆鬆吆喝幾個豬朋狗友出門找樂子，逛街、飆歌、打打保齡球、喝酒、跳舞，節目多得數不完。現代人很幸福，眾多的科技發明讓我們

Tips

自律神經和你的一生

我們知道，自律神經有著自己的節奏，若是以人類一生為單位，在人類幼兒期時，副交感神經較活潑，隨著年紀增長，交感神經功能會不斷增強；青壯年時期則變成交感神經較活躍；到了老年時，交感神經逐漸減弱，活動力下降，副交感神經作用再度佔優勢。人的一生從出生成長到死亡，都進行著自我更新的節律，想健康的生活，須察覺此規律，並乖乖配合。

的生活更便利、更多采多姿、更隨心所欲，同時也更充滿娛樂性。便利的生活條件與環境，讓我們不用受到大自然的限制，自由自在的生活固然令人喜愛，但是科技的發展同時也帶來對健康的傷害。

我們的生理運作實際上是配合著大自然的節奏：當太陽出來後，我們的身體跟著清醒，交感神經活躍，精神充沛；當太陽下山後，我們的身體需要補充能量，這時，換副交感神經活絡，提供各器官休息的機會。經過一夜休息，交感神經再度充滿彈性，蓄勢待發，準備好應付各種狀況。交感神經與副交感神經就這樣跟著大自然的節律運作著，但拜科技所賜，愈來愈多人加入夜貓族行列，日夜顛倒的生活違反了生理運作的節奏，當規律瓦解後，自律神經會失去平衡，身體就會開始出現不適的症狀。

我們的生活作息毋需死板板，規定幾點一定要做什麼，幾點一定不能做什麼。人生嘛！本來就可以有多一點的彈性，這樣樂趣會跟著多一些。但是，在大部分的時間裡，**建議讀者們要維持正常的生活步調，才能使自律神經正常的運行**，發揮其功能。一旦生活節奏長期紊亂，該休息的無法休息，該作用的不能發揮作用，自律神經不失去平衡也難。

自律神經失調和你想的不一樣

除了憂鬱症，一般人也容易對自律神經失調病患產生一些迷思，認為他們是神經病、沒有工作能力、女生的專屬疾病跟男人沒關係等等，其實這些都是誤解喔！

1 自律神經失調是精神病？

「自律神經失調就是心理有病，才會導致身體出狀況，那就是精神病啦！」我們常常會聽到一些對於自律神經失調有錯誤觀念的人這麼說。自律神經失調跟一些精神疾病、憂鬱症等所表現出來的症狀相似度極高，也難怪會有很多人誤以為自律神經失調就是精神疾病了。事實上，有時候甚至連醫生都會有判斷錯誤的可能呢！

精神疾病在醫學上可概略分為「精神病」與「精神官能症」，而我們口頭上所謂的精神病，它是一組疾病的統稱，包括了幾種類型的精神疾病，如精神分裂。大致上說來，精神官能症的病患有個共同點，那就是他們對於心理或生理上的不舒服都具有強烈的意識感，其中有些官能症的病患甚至會非常執著在

「我一定得了重大疾病，但是醫生檢查不出來」的想法上。概略來說，精神官能症病患的思考常被強烈的不安感、憂慮感等負面情緒所占據，引發這些負面情緒的原因主要來自於心理與精神層面。除了心理強烈的不安、緊張之外，精神官能症和自律神經失調有許多類似的其他症狀，如心悸、呼吸困難、頭暈等。

精神官能症患者因為長期的不安、緊張、憂鬱，易導致自律神經過度亢奮，進而引發失調問題，而部分自律神經失調症也會出現不安、憂鬱的情緒，這也是為什麼許多人會混淆的原因。在因果上，自律神經失調症與精神官能症患者是不一樣的。簡單來說，自律神經失調所產生的情緒問題，是因為自律神經的生理機轉先出現問題，之後才引發情緒上的不安與焦慮。精神官能症患者則是因為心理上先產生了不安與焦慮等情緒，之後才導致了自律神經失調——自律神經失調與我們口中的精神病，是不一樣的。

就治療上來看，精神官能症患者最需要的是精神醫療，而對自律神經失調患者來說，最重要的課題是將自律神經的機能調整回正常狀態。

② 自律神經失調的人都有攻擊性？

在日常生活中，當身旁的人對事物的反應畸形、不合常理，我們常會開玩笑地罵他：神經病。我們想要表達的就是：你腦子有問題，短路，秀逗了。曾經，有病患告訴我，鄰居知道他有自律神經失調問題的時候，竟然一臉害怕，還到處跟別人說，他有個神經病鄰居，不知道病發的時候會做出什麼樣難以控制、恐怖的事來……聽著他的敘述，我不禁苦笑。望著他一臉無奈、無辜又委屈的表情，心中除了有點不捨之外，忍不住發出「大家對自律神經失調真的充滿諸多誤解」的嘆息——自律神經失調的人怎麼會是神經病呢！

人們口中的「神經病」，其實在醫學定義上，指的應該是精神病，而神經病則另有其意涵。所謂神經病，指的是神經系統發生的器質性疾病，精神病則是指患者有嚴重的心理障礙，在認知、情感、意志、動作行為等表現上均出現明顯異常，也就是我們口語上習慣說的神經病。

和自律神經失調不一樣，精神病是大腦功能不正常的結果，起因是患者腦內的生物化學過程發生了紊亂所致，如中樞神經介質過多與缺少、某些體內的新陳代謝產物在腦內聚集過多或缺少等。由於大腦功能不正常，所以精神活動就會不正常，精神病患的動作與行為總是讓人很難理解，或者是令人感到古怪，例如莫名其妙地自言自語、對著空氣大吼大叫。除此之外，不少人在病態心理的的支配下，還會出現攻擊、傷害他人的行為。

對於精神病患，有一個指標性判斷，患者都不會認為自己有病，不會主動求助醫生的幫忙，拒絕醫療也拒絕旁人的協助。自律神經失調跟神經病（醫學上的精神病）根本就是八竿子打不著的病症。自律神經失調是單純自律神經不平衡，它不會造成大腦功能的不正常，更別說會出現失心瘋的攻擊行為了。

3 自律神經失調的人沒辦法正常工作?

自律神經失調或許對生活在文明社會中的每個人來說，是難纏的對手，但它絕不是不治之症。「自律神經失調，全身都會出問題，到最後腦子也會壞掉，像這種人是沒辦法工作的。」一如此危言聳聽的說法，真是將自律神經失調給污名化了，難怪許多被診斷出有自律神經失調的病患，在接獲消息時，總像洩氣的氣球，一副「我的人生徹底毀了」的模樣。各位親愛的讀者，別再被這些謠言給嚇唬住了，自律神經失調會帶來生理、心理上的不適，但就像一般疾病一樣，找到問題點，接受治療，對症下藥，就能讓病灶解除。

由於自律神經掌管著身體絕大部分的器官，所以當自律神經失調時，器官便會受到影響，自然會有些許不適症狀出現。但是，自律神經跟腦部完全沒有關連，即便忽視不理，對腦部也不會造成損害。自律神經失調的症狀可能會出現在身體任一部位，但不會是腦子，更不會造成大腦功能的損害。

雖然現代人壓力的來源經常來自工作，所以可以大膽推論，工作上的壓力經常是造成自律神經失調直接或間接的原因，但這跟無法工作一點關係都沒有。在這裡我們必須釐清一個觀念，自律神經失調真正的病因是「神經生理機轉」問題，而非心理壓力，而自律神經失調也不會讓人失去行為能力或判斷能力。自律神經失調要能痊癒，應該是讓自律神經的生理機轉回復正常。舒緩壓力只是幫助生理機轉回復正常的其中一種有效方式，事實上，我們可以透過更科學的方式來監測自己自律神經生理機轉的作用是否正常，例如我們可以透過能測量心跳間隔時間、計算心跳頻率的軟體，來判讀出自律神經系統受到刺激時的功能和反應，如此你便可以知道，自己自律神經系統的功能是否落在正常範圍內。

根據多年看診經驗，我發現：持續正常生活，繼續上班，透過適量的運動，還有均衡充分的營養、充足的睡眠，再加上配合調整神經生理功能的治療，對自律神經失調患者來說才是最理想的方式，而且只要有信心，持之以恆，便能完全康復。至於沒有辦法工作，腦子會壞掉，那真的是自己嚇自己的謬誤。

4 女生才會有自律神經失調的問題？

「王經理，十點了，還不下班呀？」

「再等一下！」

「你會不會太拼啦？小心跟美麗女強人陳文茜小姐一樣，自律神經失調喔！」

「哈，不用擔心，那是女生才會有的毛病，安啦！」

噢，又一個錯誤迷思。誰說自律神經失調是女生專屬的疾病？不論年紀、不管性別，每個人都有可能會有自律神經失調的問題。

研究顯示，當荷爾蒙分泌出現變動時，會連帶影響自律神經的作用，若荷爾蒙分泌失去平衡，自律神經便會開始呈現紊亂狀態。女性在一生中，荷爾蒙變化較大，月經週期、懷孕、更年期等不同階段，都會受到荷爾蒙的影響，因此，就比例上來說，女性罹患自律神經失調的人數比男性稍多，不過，這不代表男性就不會有這方面的問題。

嚴格說來，外在壓力是造成自律神經失調最主要的原因，男性雖然不像女性會面臨荷爾蒙急遽變化的情況，但男性所面對的壓力一點也不小於女性，因此，不管是男性還是女性，對於這個二十一世紀的文明病，大家都輕忽不得。

Part 2

我有
自律神經失調嗎？

3章

自律神經失調讓你大小毛病連環爆

自律神經遍佈人體全身各器官，所以當失調時所導致的症狀也五花八門：自律神經失調會引起免疫系統失調、內分泌系統混亂，故易出現下列結果！

Q：自律神經失調會怎麼樣？

A：導致人體各系統異常，危害健康、破壞安定生活。

人體神經的傳導作用就像接力賽一樣：當槍聲響起，第一棒選手會握著接力棒奮力衝刺；接著，把接力棒交給第二棒，第二棒跑者再把接力棒交給第三棒，一直到完成比賽。

損壞身體器官

在神經作用之中，槍聲就是我們接受到的訊息，選手就是神經細胞，而接力棒則是神經傳導物質。當身體接受到外來刺激的時候，會出現一連串反應，例如當你開車行駛在馬路上，前方的車輛突然緊急煞車，你的大腦邊緣系會感到恐懼與驚嚇，下視丘接受到這個訊息之後，則會使交感神經活絡。交感神經接收到訊息之後，其神經細胞便開始展開一連串的接力賽，最後作用於目標器官，如讓心跳加速、呼吸變快，肌肉收縮。等到這一切發生後，大腦新皮質才會告訴你：「別慌張，快踩煞車。」

交感神經與副交感神經在作用時，同樣都是以乙醯膽鹼作神經傳導物質，不同的是，交感神經在經過神經節後，傳導物質就會從乙醯膽鹼轉變成正腎上腺素，也就是說交感神經的接力棒會改變，最後是由正腎上腺素作用於各目標器官，而副交感神經則是從頭到尾都是以乙醯膽鹼為神經傳導物質，並作用於各目標器官。

在正常的情況下，當交感神經這一環的接力賽跑完，對目標器官產生影響後，就輪到副交感神經接棒起跑，負責對目標器官發揮作用，例如交感神經促使心跳加速一陣子後，副交感神經則開始讓心跳減緩，這樣心臟才能獲得休息。但是，如果兩者之間的協調長期失去平衡，原本應該受到協調保護的器官則很可能受損。

舉個例子來說，當交感神經作用持續活絡，正腎上腺素不斷分泌，造成目標器官不斷受作用。如果受到影響的是心臟，可能會引發心律不整；如果受到影響的是血壓，則會造成高血壓。

一樣的道理，當副交感神經作用活絡，乙醯膽鹼不斷分泌，使得副交感神經對目標器官的作用不斷產生，例如胃部一直接收到分泌胃液的訊息，胃液分泌過多，胃液中的胃酸造成胃的傷害，最後可能引發胃潰瘍；如果受到影響的是氣管收縮作用，則會引發氣喘。

我們都知道，自律神經作用於身體許多器官，所以一旦自律神經失衡，對身體健康造成的影響層面是非常廣泛的，因為大大小小的器官，都有可能受到傷害。

Tips

什麼是神經節？

神經細胞又稱為神經元。在周圍神經系統中（體性神經與自律神經），當一群神經元群聚一處稱為「神經節」。

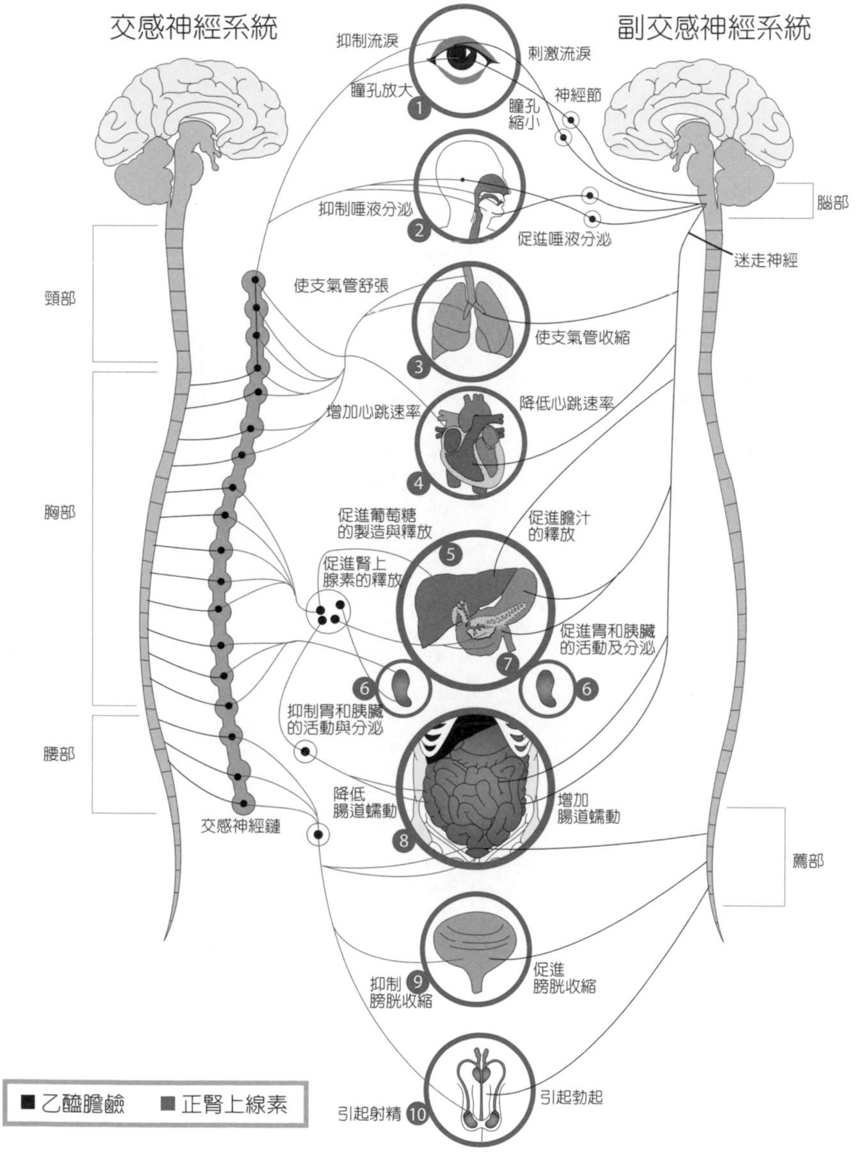

交感神經與副交感神經系統

減少十年壽命——失眠的連鎖反應

「叭叭叭！」

「開車不長眼睛的啊？」

「精神狀態不好，就不要開車嘛！簡直就是交通的毒瘤！」

「自律神經失調可能會減少十年的壽命。」乍聽之下，你可能會認為這是誇大其詞、言過其實，甚至是危言聳聽的說法，但我卻認為這句話是真的有其道理。

自律神經失調不但會引起全身的疾病——癌症、心臟疾病、腦血管疾病、糖尿病、事故傷害、肺炎、慢性肝病及肝硬化、腎相關疾病、自殺、高血壓（為國人十大死因），而這些疾病，都與自律神經失調有關。疾病帶走健康甚至是性命，這是無庸置疑的，除此之外，自律神經失調也常導致失眠、注意力不集中等問題。

失眠，是自律神經失調最常出現的症狀之一。千萬別小看失眠問題，如果你有「失眠是很令人苦惱沒錯，但這問題應該還不至於太嚴重」的想法，那是因為你把焦點放在失眠的困擾上，而忽略了失眠所造成的影響。實際上，這個看起來似乎不太嚴重的症狀，背後所引發的連鎖反應，可是十分龐大的。

間接過勞死

身體就如同一部機器，倘若我們令它日以繼夜、不眠不休地運作，長此以往，當耗損量過大的時候，就算原本設定的使用期限還沒到，也難逃提前壽終正寢的命運。如果人體長期處於失眠狀態，那麼身體各器官自然也無法獲得充分的休息，就好像不停運作的機器一般，健康問題想不浮現也難！

許多一工作就停不下來的科技新貴們，都有失眠的現象，這是因為生理機能已經混亂，在該休息的時候腦袋卻無法順利關機，情況嚴重的話，還可能間接導致過勞死，實在不宜輕乎。

增加意外風險

睡不好、睡不飽所帶來的影響，絕對不只是精神狀態不佳、精神不濟而已。**長期失眠，會導致精神狀態的不穩定、不集中，不但會影響本能反應的速度，警覺性與觀**

察力也會跟著降低。偏偏在我們生活的周遭，充滿大大小小、有形無形的危險，倘若我們發現危險、躲避危險的能力下降，無疑是把自己推向危險，讓自己身陷危機。

試想，帶著疲憊精神開車，會有多麼地危險？

即便駕駛經驗豐富，開車技術高超，精神狀態欠佳時，也無法像平日一樣，做到「耳聽八方、眼觀四方」，更何況反應也會慢半拍。只要一個角度抓不準；油門控制力道不佳，猛地踩過頭；煞車速度太慢，或是方向燈忘了打等等，任何一個小環節出錯，都有可能導致車禍的發生，受傷就算了，有時或許連工作都不保，沒工作等於沒收入，種種生活中現實的問題紛踏而來，教人無力招架、應接不暇！

自律神經失調所帶來的影響，絕對不只侷限於身體上的不適啊！

人想要安全健康且快樂地活著，最基本的就是避免一切的危險，而自律神經失調就彷彿是地雷製造機，若不去管它、忽視它，它便會在身體某處埋下一顆顆地雷，一不小心，就會「**轟**」的一聲，將你炸得損傷慘重。

關鍵時刻，總是搞砸

一年一度的指考終於來臨，三年來都在專心準備的玲玲，帶著既緊張又興奮的心情來到考場報到。已經放棄學測，只能背水一戰的她，隨著考試時間的逼緊，緊張的情緒迅速升高。「呼！別緊張，鎮定。」雖然在心中默默安撫自己，但玲玲卻發現腸胃開始不受控制地咕嚕咕嚕叫了起來，結果，考試鐘響了，考生紛紛魚貫入場，但顧不得鐘聲，玲玲只能抱著作怪的肚子，拔腿便向廁所方向衝去。

相信多數人都有類似的經驗，愈是在關鍵時刻，腸胃問題愈是喜歡前來湊一腳，在人生中許多重要時刻，如考試時、婚禮時、面試時，甚至是重要約會時，它總是不會忘記一同參與，當情緒一緊繃，神經作用無法平衡，惱人的症狀就會出現，讓你難逃狂拉肚子的悲慘下場……這是自律神經失調的一種典型表現。

事前萬全的準備、期待中美好的畫面，都會因為自律神經的失調，而大打折扣，甚至是功虧一簣。一般時刻，腸胃不舒服，拉拉肚子也就算了，但偏偏自律神經失調，就是會出現在重要時刻來臨時，害得你在關鍵時刻，總是搞砸。

與幸福擦身而過

間歇性的手汗也是自律神經失調常見的症狀之一。曾經有一個患者告訴我說，從小他就常常因為弄髒考卷而被懲罰，老師總以為他調皮、搗蛋，故意把考卷弄得髒兮兮，其實那都是手汗惹得禍，而他只能像啞巴吃黃蓮般有苦難言，因為當時的他根本不懂這是怎麼一回事。除了上述的烏龍事件，有的人甚至會因為手汗而錯失交友的機會，我遇過一些病患，每當夏天一到，手就像水龍頭一樣，汗水淋漓不止，讓他不敢跟別人握手，更不敢交女朋友，即便機會已經來到身邊，卻往往只能眼睜睜看著幸福走遠。

家庭失和的元凶

你大概沒想過，自律神經失調竟然還會是家庭失和的元凶吧！自律神經失調會造成生理性和心理性的影響——也就是說除了造成身體上的諸多不適，同時也可能讓情緒變得焦躁、易怒，只要有什麼事或什麼話讓患者稍微不如意，就會忍不住大發脾氣，讓歡樂氣氛瞬間凍結，長期下來容易破壞家庭關係。

Q：自律神經失調有明顯特定的症狀嗎？

A：沒有。自律神經失調的症狀因人而異。

依據常年看診經驗，我發現被自律神經失調所困擾的病患形形色色，每個人的狀況也不盡相同。一樣飽受自律神經失調所苦，有的人是一天不管吃多少餐，始終沒有飽足感；有的人則是連一口水也喝不下。求診者所表現出來的症狀，幾乎可以用「天差地遠」來形容。實際上，自律神經失調沒有明顯特定的症狀，在每個人身上的表現也不同，從頭痛、耳鳴、舌頭麻苦、心悸、胃痛、手腳冰冷到失眠等等，都是自律神經失調可能帶來的不適症狀。

每個人的問題都不太一樣

在現今社會，飽嚐自律神經失調之苦的人數正迅速攀升中，自律神經失調症的知名度可以說是愈來愈高。如果有機會，不妨問問身邊的人，或許你會發現，周遭朋友裡，就有不少人正努力對抗著自律神經失調呢！

同病相憐的人或許是愈來愈多了，不過，他們每個人表現出來的症狀可不見得都一樣。也就是說，**即便同樣都是患有自律神經失調症，出現的症狀也是因人而異**，這就是自律神經失調三大特點——全身性、陣發性、個體差異性——之中的「個體性差異性」。

壓力、天生性格、體質、作息等，都可能是誘發自律神經失調的原因，但每個人遭受到壓力時，受影響的器官不盡相同，這也是為什麼，自律神經失調時，症狀出現的方式會因人而異。

打個比方來說，我們可以把自己的身體看作一個團隊，每個器官都是其中的獨立個體，他們各自有不同的個性、脾氣，大家在「維持團隊穩定運作」的前提下一起合作。有一天，一股強大的壓力出現，這時候，每個個體的性格就會慢慢顯現出來，有的會因為壓力，而顯得心浮氣躁；有的卻能沉著以對。

不同的團隊（身體），其團員（器官）或多或少存在著差異性，所以當壓力來臨時，率先失控失常的團員，也不見得會是同一個。

自律神經失調會出現的症狀

自律神經分為兩種，一是交感神經，一是副交感神經，它們各司其職，當兩者配合無間、運作順暢時，我們的身體便會維持在一種健康和諧的狀態。但是，如果它們的默契不佳，彼此之間的配合出了問題，該當危急的時刻，交感神經無法發揮作用；該當放鬆的時候，副交感神經也失靈，這就是自律神經失調的一種（自律神經失調尚有其他狀況），而身體也會開始出現種種症狀。

提到自律神經的管轄範圍，套一句流行語就是「管很大」——呼吸系統、心臟血管系統、消化系統、泌尿生殖系統、體溫維持等等，都由它負責管理。一旦功能失調，這些系統都有可能出現異常，影響你的生活品質，危害你的健康。現在就來看看，自律神經失調時，身體與各大小器官，分別會出現哪些症狀吧！

●頭部（頭痛、頭重、偏頭痛）

交感神經一旦緊張，會使得末稍血管不斷收縮，不利血液循環，因而產生肌肉緊張、頭痛等現象。根據臨床經驗統計，在門診中緊張性頭痛、偏頭痛等，是自律神經失調最常見到的症狀，約佔38％。

•眼睛（眼睛疲勞、張不開、流淚）

在眼睛的部分，自律神經失調會容易造成眼睛疲勞、眼睛不易睜開或者流淚的症狀。眼睛疲勞、眼睛不易睜開是由於交感神經過於亢奮，使血液沒有辦法充分輸送到眼部，所引起的現象。

照理來說，流淚是一種正常現象，難過的時候，很多人都會流眼淚。但是，如果你的情緒明明就很正常，卻很容易莫名其妙地有淚水產生，甚至到了淚流不止的地步，那就可能是自律神經失調囉！一般而言，當副交感神經作用過於活絡，便有可能會刺激淚水的產生。

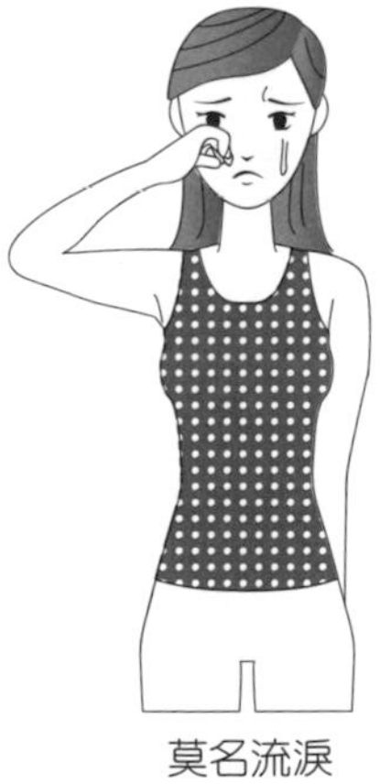

莫名流淚

•耳朵（耳鳴、耳塞）

耳鳴或耳朵有塞住的感覺，是自律神經失調的常見症狀之一。這個時候的耳鳴或耳塞，完全是心因性的，也就是患者耳部構造一切正常，但耳朵裡卻總有嗡嗡聲作響，或者感覺耳朵好像被塞住一樣，聽不清楚聲音。

•口腔（口乾、口腔痛、味覺異常）

不知道你有沒有注意過，當自己緊張的時候，口水會變多還是變少？人在緊張的時候，交感神經作用活絡，會抑制唾液分泌，這就是為什麼很多人在上台前會感到口、嘴唇很乾，想要補充水分的原因。

緊張口乾是正常的，但如果在平常狀況也常常口乾舌燥，那可能就是自律神經失調了！除了口乾之外，自律神經失調的時候，也有人會感到口腔疼痛（但實際上口腔內並沒有任何傷口），或者出現味覺異常，例如突然嚐不出任何味道、口腔充滿苦澀等現象。

•喉嚨（喉嚨發癢、吞嚥困難）

「天啊，為什麼我老覺得有東西卡在食道，該不會得了癌症吧？」、「奇怪，明明沒有感冒，怎麼喉嚨卻一直感到很癢？」別再自己嚇自己了！喉嚨發癢、有異物感，吞嚥困難，都是自律神經失調會出現的症狀之一。

當副交感神經作用過於活絡，會刺激食道緊縮，導致患者自覺喉嚨到食道部位，有明顯的異物感，無論是喝水或吞嚥食物都感到困難，或者覺得喉嚨很緊，有一種想要咳嗽的感覺。

・呼吸器官（呼吸困難）

自律神經失調患者，在夜晚準備上床睡覺的時候，常會突然感到一陣胸悶，或者呼吸困難，覺得吸不到氧氣。這主要是因為副交感神經過於亢奮，造成支氣管周圍的肌肉收縮，引發痙攣現象所導致。

・心臟（心悸、喘氣、胸悶）

心臟跳動劇烈、氣喘吁吁，通常會發生於激烈運動後，或是遭遇強大刺激的時候。如果平時你明明沒有從事激烈運動，或者心情沒有特殊起伏，情緒處於平靜狀態，卻仍然有心跳莫名加速，沒來由地呼吸不順暢等狀況發生，建議可以先尋求心臟或胸腔專科醫師的診斷，倘若確定排除心臟病或其他呼吸器官疾病的可能性，那麼上述症狀便極有可能是自律神經失調所引起的。

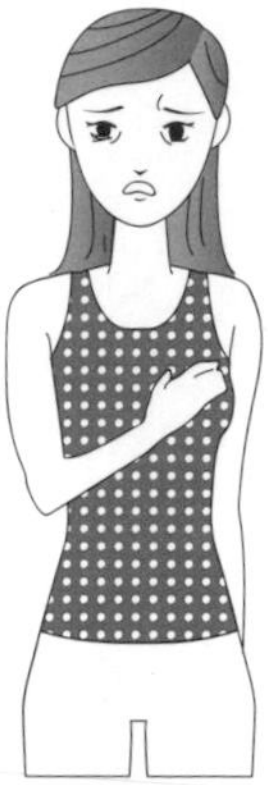

沒有心臟病卻莫名心悸

- **消化器官（沒食慾、噁心、胃發熱、胃痙攣、腹脹、便祕、腹瀉、消化不良）**

根據統計，自律神經失調表現在消化器官上的比例，是所有症狀中第二高的，門診中約有31%的患者有此困擾。

在消化器官作用上，交感神經負責「抑制」，副交感神經則負責「促進」：

比方說，交感神經抑制腸胃蠕動、抑制消化液的分泌；副交感神經則促進腸胃蠕動、促進消化液的分泌，當兩者失衡時，消化過程受到阻礙，便會引起一連串消化問題，如腹脹、消化不良。當交感神經作用過強的時候，會讓人缺乏食慾，不想進食，或者有噁心感；當副交感神經作用過強，胃液不斷分泌，胃酸過多，可能會帶來胃灼熱、胃潰瘍等症狀。

另外，交感神經過分作用，還會引起便祕，而副交感神經過分作用，則會導致拉肚子。當壓力累積過久，情緒長期處於不穩定狀態下，交感神經與副交感神經會相互不規律的興奮，所以表現出來的結果，可能是一下子便祕、一下子拉肚子，症狀輪替交換。

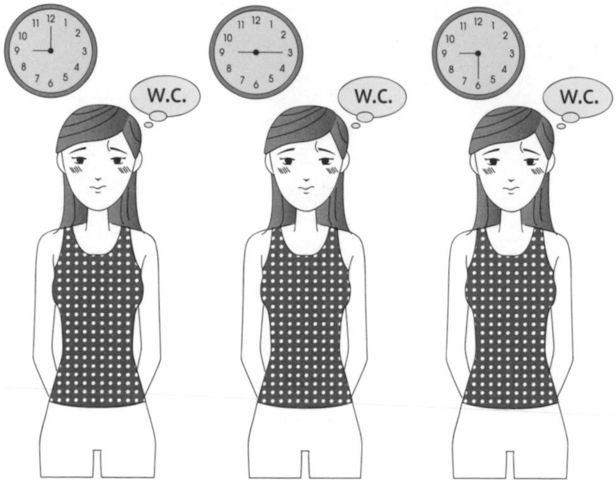

頻尿

•泌尿器官（頻尿、殘尿感、排尿困難）

不知道你有沒有這樣的經驗：重要的約會即將來臨，經過盛裝打扮，準備好好驚豔全場，眼看出門時間快到了，不知為何，尿意卻一陣陣湧上，讓你心裡不禁納悶起來，直想著：「怪了，我沒有喝很多水啊？怎麼一直想上廁所哩？」這就是自律神經的作用使然。

當副交感神經活絡時，會促進排尿，而交感神經則會抑制排尿。通常來講，緊張時副交感神經促進排尿，排尿結束後，交感神經會起作用，幫助閉尿。兩者若協調，則排尿狀況順利，兩者若不協調，則可能產生頻尿或排尿困難等相關問題。

在日常生活當中，難免會碰到令自己感到緊張的場合、事件，在這種特殊狀況下，有特殊的反應並不奇怪。但是，如果你長期過度緊繃，使得自律神經失調，那麼頻尿、殘尿感與排尿困難等問題，可能就會在日常生活中密集出現，造成你的困擾喔！

• 生殖器（外陰部搔癢、陽萎、生理不順）

自律神經失調時會改變女性內生殖器周邊環境，造成分泌物的變化，也可能引發外陰部搔癢感。此外，下視丘功能紊亂，內分泌系統也會受到影響，荷爾蒙分泌的改變會導致女性生理期不順。雖然女性朋友在一生中，或多或少都曾經發生過生理期提前或延後的情況，不過，這些異常應該都是偶發事件，如果這種狀況持續性地出現，最好趕緊尋求專業醫師的協助。

在男性方面，自律神經協調著勃起與射精的動作：交感神經負責引起射精，副交感神經負責引起勃起。當兩者之間的合作關係失衡，就可能導致多種性功能障礙。

• 肌肉、關節（肩膀痠痛、肩膀僵硬）

自律神經失調所引起的肩膀痠痛，是由於負責收縮血管的交感神經，與負責擴張血管的副交感神經，未能保持協調狀態，導致血液流通不順暢所引起。嚴重的時候，不舒適的感覺甚至會蔓延到頸部、背部等部位，而且還可能會伴隨著噁心、想吐的感覺。其中，最令人感到頭痛的是，止痛藥並無法舒緩自律神經失調所引發的肩痛。

•四肢（四肢麻痺、發抖、發冷、指間有電流感）

四肢冰冷的情況常常出現在女性朋友身上，相信很多人都有過這樣的經驗；每當寒冷的冬天來到，就算是窩在溫暖的被窩裡，腳指頭還是凍得像冰棒一樣，即便是穿上兩三層的厚襪子，冰冷的感覺還是會不時地從腳底冒上來。這就是由於自律神經失調，造成血管收縮、擴張等作用無法自動更替，導致血液循環不佳所引起四肢冰冷的情況。

除此之外，自律神經失調也可能引發指頭過度敏感，或者極度不敏感的現象。當指頭過度敏感的時候，患者會感到從手臂到指間，有一股電流流過，帶有隱隱約約的刺痛感；而當指頭極度不敏感時，手部感覺則會變得很遲鈍，就像戴上了手套一樣。

•皮膚、汗腺（多汗）

在自律神經中，負責汗腺調控的是交感神經。如果交感神經過於活絡，就會刺激

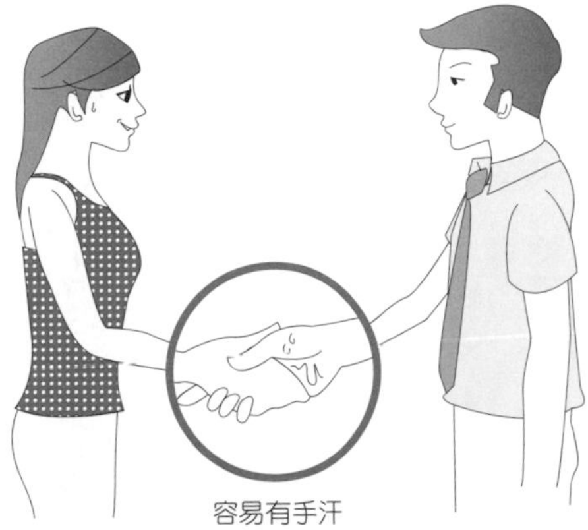
容易有手汗

排汗，通常手心或腳底，會有大量的汗水產生，這就是因為自律神經失調所致。最明顯的判斷依據是，明明氣溫沒有很高，也沒有進行容易導致流汗的行為，例如運動，但手心跟腳底卻仍然不斷冒汗。

- **精神方面（不安、缺乏集中力、記憶力降低）**

心情低落、不安等情緒，每個人一定都曾經歷過，通常事件過後一陣子，一切就會雨過天青，只要心念一轉，想通了，就能一掃先前的陰霾。但是，倘若這些情緒反應，乃是因為自律神經失調所引起的，事情恐怕就沒有這麼簡單了！

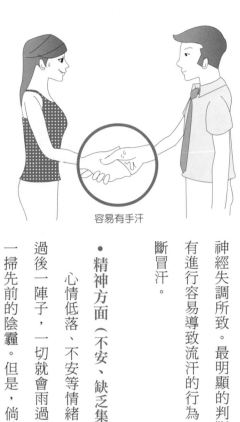

自律神經失調除了會造成身體各部位的不適外，也可能造成心理上、精神上的不適，這兩者之間有著環環相扣的關係。身體長期不適，卻找不出問題或無法痊癒，會讓患者心情低落，甚至是焦躁不安，這樣的情緒反應又會加劇失調現象。

與一般自然的情緒反應不同，自律神經失調所引起的種種精神狀態，並不會隨著時間而有所改善，只有調整自律神經，讓它的作用恢復正常，才能擺脫不安、注意力與記憶力降低等困擾。

‧食慾（不想吃東西、飲食需求過度）

交感神經作用過於活絡會抑制食慾，產生食慾不振的現象，這個道裡顯而易見，相信讀者們看到這裡，也多半能理解。不過，近來在求診的自律神經失調患者中，我發現暴食比例也有日漸攀高的現象。患者常苦惱地告訴我：「最近我發現自己有暴食的現象，常常睡一睡，就會爬起來吃東西。而且，得吃很多很多東西，嘴巴似乎就是停不了，有時候，甚至會吃到嘔吐才停止，真的……好困擾！」

為什麼自律神經失調會導致食慾大增呢？

這牽涉到自律神經失調的另一個常見症狀——失眠。失眠會導致能量流失，當中樞神經查覺到此現象後，會釋放出「補充能量」的訊息，接著我們就開始出現進食的慾望。通常，這一類的病人，在情緒上都會顯得焦躁不安，往往必須透過大量進食，甚至是進食到嘔吐後，不安的情緒才能獲得舒緩。

• 全身症狀（疲倦、暈眩、失眠、發熱）

前面我們曾經探討過，自律神經與下視丘的關連。下視丘是自律神經的上司，當這個發號司令的上司功能受損，或者作用產生紊亂時，就會造成全身性的症狀。例如：整天都感到疲倦、暈眩、失眠及發熱。

因為下視丘同時控制著內分泌，當下視丘功能受損，會影響內分泌系統的作用，而自律神經系統又受到荷爾蒙的變化影響，最後，神經系統跟內分泌系統雙雙產生問題，全身症狀就會一個接一個地冒出來。

這時候，患者可能會變得懶散、沒有幹勁，成天疲倦，白天的時候時常想睡覺，但是一到了晚上，卻又難以入睡。

另外，你也可能會發現，自己明明沒有發燒，但是身體卻一直感到很熱，或者出現暈眩的症狀——自律神經失調所造成的暈眩，會讓你覺得自己身體彷彿搖搖晃晃，走路時輕飄飄，腳跟好像沒有著地一般。以上這些都是自律神經失調時，很典型的全身症狀。

自律神經失調所引起的特定疾病

當自律神經失調引起特定器官或臟器出現特定症狀時，會有特定的病名，事實上，有不少我們所熟悉的疾病、症狀，其實也是自律神經失調所引起的。

●經前症候群

許多女性在生理期之前，身體跟心理總是會經歷一連串變化，例如無來由的感到煩躁、悶悶不樂、胸部脹痛、皮膚變得粗糙、臉上冒出不受歡迎的青春痘等等，這些症狀被統稱為「經前症候群」。經前症候群是女性荷爾蒙分泌改變，打亂自律神經作用，而引發的種種症狀。每個女性在一生之中，多少都會經歷這些症狀，但是差異程度頗大。

●心臟神經症

心臟神經症的病患，有氣喘不過來、心悸、呼吸困難、胸痛、容易疲勞等症狀。出現上述症狀時，大家會認為是心臟有問題，但往往到醫院進行檢查，照了心電圖，卻發現心臟並無異常，而那些症狀是自律神經失調造成，類似換氣過度引起的；胸痛的原因則是胸部肋骨間的肌肉收縮，而產生如心絞痛的感覺。

•心律不整

正常人的心臟跳動有其規律性，通常每分鐘會跳動六十到九十次，每次心跳的間隔是固定的。當心臟跳動的頻率變得不規律，一下子慢、一下子快，或者是每次心跳間隔長短不一，便稱為心律不整。造成心律不整的因素很多，自律神經失調也是可能的原因之一。

•姿勢性低血壓

姿勢性低血壓指的是，當你在瞬間站起來的時候，會感到頭暈、目眩、頭痛，嚴重時還可能會昏倒。相信許多較瘦女性或者老年人，以及許多有便祕問題的老人在晚上上廁所時，都有過類似的經驗。

本來人體的自律神經系統，能夠因應身體的姿勢，調整血管的收縮，幫助固定的血液輸送至腦部，以維持腦部有足夠的血液量。

但自律神經失調時，這個功能的作用力則會降低，在我們突然起身、變換姿勢時，就會無法輸送充足的血液量到腦部，引發頭暈、目眩、頭痛等不適症狀。

• 恐慌症

恐慌症，也被認為是「過度換氣症候群」的一種。恐慌症的特徵是陣發性強烈的緊張害怕，發作時會伴隨著自律神經失調的症狀，如心跳加速、呼吸困難、手腳麻痺、顫抖等。它常常來得又急又快，會造成病患覺得身體失去控制，甚至有種快要死掉的恐怖感受。

恐慌症發作的時候，患者會因為感覺呼吸困難，產生過度呼吸情形，意思就是呼吸會變得又淺又快，因而導致血液中的二氧化碳濃度降低，這時候要特別注意的是，雖然感覺喘不過氣來，但當下的症狀並非缺氧所致，反而是因為二氧化碳濃度太低所引起的。以往專家建議採用「紙袋倒吸」的急性治療方式，不過根據臨床結果統計，發現紙袋倒吸有導致病人缺氧的危險性，目前已經不再推薦使用。**我建議試著閉氣止息約十秒，避免二氧化碳被過量排出體外，等過度呼吸受到控制之後，接著舒緩緊張情緒，再展開慢而深的呼吸方式。**如果能有效執行，通常在五分鐘之內，過度換氣以及恐慌等症狀，就會快速明顯地緩和下來。

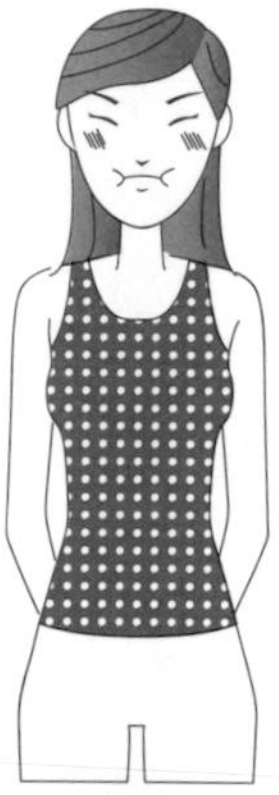
閉氣十秒緩和過度換氣

・大腸激躁症

這是一種許多人都非常熟悉的症狀，它可說是常見的文明病。患有大腸激躁症的人，會有排便異常的現象出現，症狀可能是長期便祕、腹瀉，或者便祕、腹瀉交替發生，此外，還會伴隨腹痛、腹鳴或排氣等現象。

大腸激躁症的病患，腸部並沒有器質性異常，是機能出現異常，引發的原因為協調腸道的自律神經失去平衡。

・神經性嘔吐症

神經性嘔吐症指的是身體沒有特殊疾病，也沒有特別的問題，但卻頻繁出現噁心或嘔吐等現象，這是由於自律神經失調所引起。常常會發生在剛轉學的小朋友身上，此外，有些人

Tips

器質性？機能性？

我們常會聽到「器質性」與「機能性」兩個名詞。當器官出現不適症狀時，有可能是器質性異常，或者機能性異常，自律神經失調所造成的是機能性異常。現在我們就以胃痛，來解釋「器質性胃痛」與「機能性胃痛」的差異。

器質性胃痛：指的是胃部結構發生變化，也就是胃這個器官生病，有病理或型態變化，例如胃部發炎、胃部有潰瘍傷口、胃部出血等等，而引起的胃疼痛。

機能性胃痛：指的是胃部結構正常，沒有病理或型態上的變化，可是卻胃疼痛。通常來說，這與胃分泌和蠕動失調有關，例如：胃酸過多、消化不良等等。

轉職、換環境之際，也會出現神經性嘔吐症。追根究柢，神經性嘔吐症的肇因多半源自於外在壓力。

●偏頭痛

偏頭痛是很多人都有的困擾，引發偏頭痛的原因很多，自律神經失調是其中之一。自律神經支配著血管的收縮與擴張，當自律神經失調時，會造成血管不正常的收縮與擴張，導致腦部有壓迫感，引發偏頭痛。

偏頭痛就像頭部裡有脈搏跳動似的，疼痛感頗激烈。開始發作時通常限於頭部一側，到後來可能遍及整個頭部。

●肌肉緊張性頭痛

肌肉緊張性頭痛，表面看來是因為上背及頸部肌肉過度收縮，但從最根本的病理性因素看起，乃是由於自律神經失調，造成血液循環不良，引起肌肉收縮、僵硬、疼痛所致。

Tips

頭痛怎麼辦？

偏頭痛與肌肉緊張性頭痛，需要用不同的方式緩解：當偏頭痛發作時，應該給予冷敷；肌肉緊張性頭痛則應熱敷。

肌肉緊張性頭痛，通常都會伴隨著肩部僵硬、背部痠痛等症狀，常見於三十到五十歲的壯年族群。至於引起發作的原因有許多，精神壓力、過度勞累、天氣變化都可能是誘因。

•蕁麻疹

蕁麻疹不是皮膚疾病嗎？怎麼跟自律神經有關？嘿嘿，別太過驚訝，自律神經失調是引發蕁麻疹的原因之一，這可是千真萬確的！

在慢性蕁麻疹中，有一類的病患屬於自律神經系統失調所引起，被稱為「心因性蕁麻疹」或「膽素激導性蕁麻疹」。通常在太冷、太熱、情緒緊張、熬夜或運動後，這類病人的皮膚上，就容易出現蕁麻疹的病徵。

•口腔內異常感症

嘴巴過於乾燥、失去味覺、覺得口苦等，我們通常統稱為口腔內異常感症，有時造成這些狀況的原因為藥物副作用，但如果沒有服用特殊藥物，口腔也沒有受傷，卻出現這類感受，起因很可能就是自律神經失調。

‧頻尿

頻尿、有殘尿感、排尿痛、下腹部感到不適，這些症狀聽起來像是膀胱炎的症狀。根據統計，95％的女性朋友一生中都曾有過輕微或嚴重的膀胱炎經驗。但若膀胱、腎臟都很健康且未受感染，卻出現上述症狀，那就是自律神經失調引起的了！

‧梅尼爾氏症

自律神經失調會引起頭暈目眩，有人會將此診斷為梅尼爾氏症。一般認為，梅尼爾氏症發生原因，與內耳的血流調控異常、內耳的內淋巴水腫有關，其實是自律神經受到影響。當內耳自律神經失調，會導致血液與淋巴循環不良，接著影響內耳的平衡神經功能，引發暈眩等現象。典型的梅尼爾氏症，常發生在天氣變冷時，還會伴隨眩暈、耳鳴和低頻聽障等症狀出現。

‧性功能障礙

當身體生殖器明明沒有問題，但是卻無法順利進行性行為時，就是所謂的性功能障礙。女性常見有性冷感及性交疼痛，男性則為無法勃起或早洩。自律神經失調為性功能障礙常見的致因之一。

・更年期障礙

女性在更年期時，會歷經荷爾蒙迅速變化的情況。荷爾蒙的改變，將影響下視丘對自律神經所發出的指令，這種時候，自律神經的反應會變得比較不穩定，甚至出現失調現象，最後引發生理、心理上的種種不適。

・圓形禿

圓形禿，又被稱為「鬼剃頭」，指的是頭部某個區域，在短時間內大量掉髮。通常這個區域大概如十元硬幣般大小。主要原因為血管的機能障礙所引起。導致圓形禿的原因眾多，自律神經失調便是其中一項因素。當自律神經失調時，會造成血管不當收縮，影響頭皮的血液循環，進而導致毛囊營養不良，產生萎縮性變化。

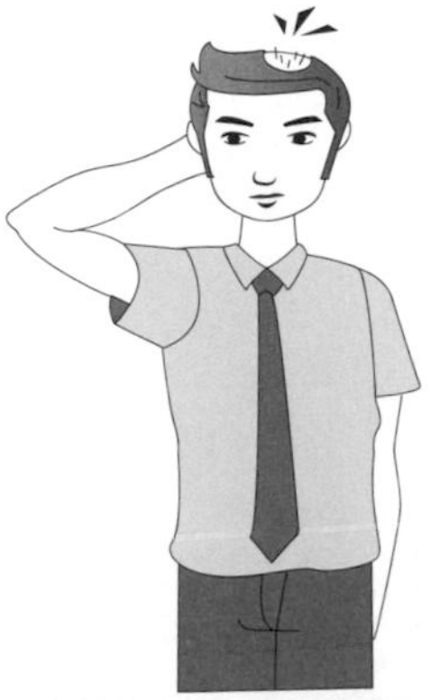
自律神經失調會導致圓形禿

一下好、一下壞

「醫生，我前陣子常頭痛，還有耳鳴，這陣子頭不痛了，但是手指卻開始無法受控制，會不自覺微微的顫抖。這到底是怎麼一回事？」

善變的自律神經失調，總是令人感到迷惘，尤其是在病發之初，當病患尚未被診斷出自律神經作用失調時，那可真是折騰人。

自律神經失調所造成各器官的不適，不見得會持續很久，而且**症狀會轉移，常常各種症狀還會重疊出現。**有時候，可能是頭痛、胃痛、心悸一起出現；有時候，可能是這一段時間頭痛，過一陣子頭不痛了，換胃痛，再過一陣子胃不痛，卻出現心悸現象。這些情況，就是自律神經失調最典型的**陣發性**特徵。

自律神經就像是顆不定時炸彈，怎麼爆炸、什麼時候爆炸，都令人捉摸不定，又因為人體全身都受到它的掌管，所以可能出現的症狀可說是千變萬化，即便是受過專業訓練的醫生，都不見得能在第一時間作出正確判斷。

病人看了醫生，卻還是找不到問題在哪裡，偏偏身體的不舒服又沒有消失，這樣的現象往往會讓患者感到相當困擾。除此之外還有更冤枉的呢！由於醫生並沒有做出正確的診斷，找不出真正的致病原因，因此自律神經失調者時常被人誤以為在「無病呻吟」。

所幸，拜醫療科技發達之賜，現在有不少醫院診所，提供專業儀器，讓民眾能透過儀器檢測，檢查自律神經是否出現失調現象，降低誤診的風險，減少診斷的模糊地帶，讓飽受失調症狀所苦之人，可以及早發現並接受正確治療。

這也痛，那也不舒服

「醫生，我有時候身體很熱、有時候會頭痛，偶爾還會胃痛、耳鳴、呼吸困難，我該不會全身器官都壞掉了吧？」

「不用緊張，這是自律神經失調的典型現象，你全身的器官並沒有壞掉，它只是機能上有些問題而已。」

以上的對話，常發生在看診過程中。自律神經失調面貌多變，總是讓人捉摸不定，因為沒有非常明確的「專屬」症狀，所以更容易引發病患的多方揣測與不安。自律神經失調雖然難以捉模，但實際上，還是有跡可循的；自律神經失調沒有固定症狀，卻有幾個明顯特徵。**自律神經失調症有三個特點，分別是全身性、陣發性與個體差異性：**

自律神經失調的時候，所影響的是全身器官，每一個受到它協調的臟器，都有可能出現問題。此外，問題可能是陣發性的，症狀出現之後，有可能會消失一陣子，就在你以為沒事的時候，它又發生了。還有，自律神經失調在每個人身上都有不一樣的表現，甲是頭痛，乙是肌肉痛，丙可能是胃痛。

自律神經系統負責管制及調節體內臟器的活動，以維持身體內部的穩定。它所影響的組織和器官遍佈全身，可以說，我們的身體，從頭到腳，絕大部分都被自律神經所掌管著，所以，自律神經失調時，容易造成身體各器官出現不適症狀，感覺上就像是全身器官都壞了一樣。

你到底有沒有自律神經失調

「自律神經失調沒有辦法檢查出來。」是多數人普遍存在的迷思之一。從頭到腳所出現的任何不適，都有可能是自律神經失調所引起，很多人因此誤以為如此難以捉摸的疾病，無法透過任何方式、儀器來檢測、判斷。

Q：如何檢測自律神經是否正常？

A：除了仰賴醫生專業判斷，尚有數種客觀且精確的生理檢測。

自律神經失調症可以透過儀器、測驗檢查出來，例如呼吸與心跳頻率。若自律神經已失調，卻沒有進一步檢測與治療，可能會對健康造成深遠的影響！

如果你時常覺得身體不舒服，在一年三百六十五天當中，不只上百次萌生上醫院瞧瞧的念頭，或者是跑醫院猶如逛客廳，卻始終得不到明確的回覆，不曉得自己的不舒服所為何來，腦海中有個聲音不停地叫嚷：「我到底是生了什麼病？」當你已經開始懷疑自己有自律神經失調的問題時，別猶豫，趕緊請求專業的支援與協助，千萬別因為旁人不經意的幾句話而打退堂鼓！健康要靠自己掌握！

不要妄下定論

我曾經遇過一個前來看診的女性，她很篤定地告訴我，自己有自律神經失調問題，原因是「我很焦慮，而且在沒有事的狀態下，心臟還會狂跳一百多下，連自己都感覺得到心臟強烈的跳動。」在乎健康、有自覺，是很值得鼓勵的。不過，自律神經失調的症狀並非獨一無二，許多疾病都會出現類似現象。提醒大家**不要因為出現某些符合的症狀，就自行推斷有自律神經失調，以免遺漏其他重大疾病。**

自律神經失調所出現的症狀，有些可說是非常平凡，沒什麼獨特性，例如：疲勞、緊張、心跳快等，相信這些現象每個人終其一生一定都會碰到。有些對健康議題

會出現自律神經失調的疾病

循環器官類疾病	高血壓、低血壓、心律不整、心臟衰竭等。
呼吸器官類疾病	氣喘、慢性支氣管炎、肺氣腫、肺結核等。
消化器官類疾病	胃癌、大腸結腸癌等。
肝臟、膽囊疾病	慢性肝炎、肝癌、膽囊炎等。
腎臟疾病	腎臟炎、尿毒症等。
胰臟疾病	慢性胰臟炎、胰臟癌等。
血液疾病	貧血。
內分泌、代謝疾病	甲狀腺機能亢進、甲狀腺機能低下、腦下垂體機能低下、糖尿病等。
神經疾病	帕金森氏症、多發性硬化症等。
免疫問題疾病	慢性風濕性關節炎、全身性紅斑狼瘡、結節性動脈周圍炎等。

比較敏感、緊張的人，在出現這些症狀時會開始惶惶不安，甚至開始揣測，自己是不是生病了，更誇張的則是自行當起醫生，宣告自己得了自律神經失調。像前面提到的例子，這名女性並非自律神經失調，看診過程中我發現她的話很多，嘴巴一打開就停不下來，且眼睛似乎較凸，於是建議她去抽血檢查，看看是否有甲狀腺亢進的問題，最後結果確定她是甲狀腺機能亢進的問題。

自律神經失調，可以是單獨存在，或者伴隨著其他疾病而來。單純的自律神經失調，原則上只要經過適當治療，病患無需過度擔心會對健康造成影響。但若自律神經失調是伴隨其他疾病而來，卻單純被當成自律神經失調來治療，對健康的傷害就大了。找對醫生進行自律神經失調的治療很重要，但是，進行檢測以確認其他器官的狀態是否正常健康，一樣很重要，這絕對是不能忽略、跳過的步驟。

一分鐘TMI自我檢測

想要知道自己是否有自律神經失調的可能性，你可以先接受TMI（東邦醫學指標）測驗。

TMI測驗總共分為兩部分，一個是自律神經症狀檢查表，另一個則是精神症狀檢查表。然而，不論是哪一份檢查表，回答「✓」的項目一旦超過十個，那就代表你必須要注意自律神經失調這方面的問題；出現的「✓」愈多，罹患自律神經失調的可能性愈高。

要注意的是，TMI測驗測的是可能性，無法當做判斷指標！

Test 3 TMI精神症狀檢查表

編號	現　象	✓
1	考試或者面試時，會流汗發抖。	
2	上司或長輩接近時，會因緊張而發抖。	
3	在上司或長輩面前，無法正常表現或工作。	
4	須在短時間內處理好事情，讓你感到頭腦混亂。	
5	稍微迅速辦事，就很容易出錯。	
6	常聽錯指令或命令。	
7	陌生的人、陌生的環境會讓你感到不安。	

接上頁

編號	現　象	✓
8	身旁沒有熟人時會覺得不安。	
9	經常下不了決定。	
10	身邊常需要有商量的對象。	
11	總是覺得別人認為你不靈活。	
12	覺得在外面用餐很痛苦。	
13	出席聚會，常感到孤獨且沮喪。	
14	經常覺得自己不幸，且對此感到憂鬱。	
15	經常哭泣。	
16	常覺得悲哀，心情無法開朗。	
17	認為人生沒有希望。	
18	有時候會有自殺的念頭。	
19	經常悶悶不樂。	
20	家中也有人跟你一樣，總是悶悶不樂。	
21	對於芝麻綠豆般的小事，也會感到在意。	
22	別人認為你神經質。	
23	家中也有人很神經質。	
24	有沒有曾經罹患嚴重的神經症（神經衰弱）。	
25	家族裡有沒有人，曾經罹患嚴重的神經症。	
26	有沒有進出過精神病院。	
27	家裡是否曾經有人進出過精神病院。	
28	你本身非常害羞且相當敏感。	
29	家族裡是否有非常害羞、相當敏感的人。	
30	感情容易受傷。	

接上頁

編號	現象	✓
31	受到別人的抵制，你會覺得不安。	
32	別人是否認為你很難相處。	
33	是否常被朋友誤會。	
34	面對朋友，無法說出真心話。	
35	想到工作，就會坐立不安。	
36	是否會突然感到生氣，且覺得焦慮。	
37	經常精神不集中，且把事情搞砸。	
38	很容易為了小事抓狂。	
39	別人命令你，會讓你感到生氣。	
40	他人妨礙你，會讓你感到焦慮。	
41	當事情無法如你所願，你就會生氣。	
42	曾經出現過憤怒異常的情況。	
43	經常發抖。	
44	總是因為緊張而感到焦慮。	
45	對於突然出現的聲音，是否會感到驚嚇或發抖。	
46	被大聲斥責就會畏縮。	
47	在安靜的夜晚，會突然聽到聲音。	
48	常常在惡夢中驚醒。	
49	腦海裡常出現可怕的想法。	
50	會沒來由地感到恐懼。	
51	經常突然冒冷汗。	
	「✓」的數目	個

Test 4 TMI 自律神經症狀檢查表

編號	現 象	✓
1	經常耳鳴。	
2	胸腔或心臟附近，會出現絞緊感。	
3	胸腔或心臟附近，會出現壓迫感。	
4	常有心悸的感覺。	
5	有心跳速度加快的情況。	
6	常覺得呼吸困難。	
7	比別人還容易氣喘。	
8	即使坐著，也偶爾會有氣喘的情況出現。	
9	在氣溫炎熱的夏天，也會出現手腳冰冷的現象。	
10	手腳指間有變紫的情形。	
11	經常感到食慾不振。	
12	經常有嘔吐感，或者有嘔吐的現象。	
13	胃部的健康狀態不佳，對此感到困擾。	
14	有消化不良的毛病，對此感到困擾。	
15	胃部健康狀態差，時常感到不舒服。	
16	進食或者空腹時，胃會痛。	
17	經常拉肚子。	
18	經常便祕。	
19	肩膀或頸部痠痛。	
20	腳痠痛。	
21	手臂痠痛。	
22	皮膚非常敏感，容易出現毛病。	

接上頁

編號	現　象	✓
23	臉部有嚴重的潮紅情況。	
24	即便在溫度不高的冬天，也會流很多汗。	
25	皮膚經常出現蕁麻疹。	
26	常有嚴重的頭痛。	
27	常有頭重、疼痛的情況，且會影響情緒。	
28	身體會突然一陣冷、一陣熱。	
29	常出現嚴重的目眩。	
30	曾經有快要暈倒的感覺。	
31	有兩次以上暈倒的經驗。	
32	身體某個部位有麻痺或疼痛感。	
33	手腳會出現發抖的情況。	
34	身體會突然發熱出汗。	
35	經常覺得疲憊不堪。	
36	在夏天的時候，很容易覺得倦怠。	
37	工作時會疲憊不堪。	
38	經過一整夜睡眠，早上起床後依然覺得累。	
39	稍微工作，就感到疲倦。	
40	疲勞到無法進食。	
41	氣候一轉變，身體狀況就會改變。	
42	是否有醫生告訴過你，你是敏感體質。	
43	容易暈車、暈船、暈機等。	
	「✓」的數目	個

Part 3

搞定
自律神經失調就健康

5 章

找對醫生救自己

一位四十歲的女性到醫院掛號台……

「請問，你要掛哪一科？」

「嗯……我不知道耶。」

「那麼，請問，你哪裡不舒服呢？」

「我頭痛、胃痛，偶爾會心悸，還會呼吸困難。」

「嗯，那我幫你先掛神經內科、肝膽腸胃科，還有心臟科，加上你接近五十歲，再幫你掛婦科，看有沒有更年期症候群。」

這樣的掛號過程很扯、很誇張？其實一點都不，這狀況常常發生在自律神經失調症患者身上。

根據調查，**每二十五人當中，就有一人飽受自律神經失調之苦**，然而更令人擔心的是，真正被診斷出的人寥寥可數！相信目前仍有許多人，流連在各大醫院間進行無數檢查，服用大量藥物，卻無法獲得適當治療與改善。這是多麼痛苦、多麼折騰人的一件事啊！

長期累積的看診經驗，讓我更能體會自律神經失調症患者所面臨的種種困境，以及他們無助、無奈的心情。在這個章節中，我們將談談有關自律神經失調症的高危險群、自律神經的診斷等相關訊息，希望能幫助正在閱讀此書的你，建立自我察覺的觀念，別成為下一個求助無門的受害者。

瞎子摸象般的片面診斷

「醫生，我之前在其他醫院看病，被診斷出來說是大腸激躁症啊！你怎麼說我是自律神經失調呢？」

「醫生，我到底是梅尼爾氏症，還是自律神經失調症？之前其他醫生都告訴我，我是梅尼爾氏症呀！」

在看診過程中類似的對話層出不窮。實際上，不論是大腸激躁症、梅尼爾氏症，還是其他具有特定名稱的疾病，它們都可能是自律神經失調的夥伴。

相較於其他疾病，引發自律神經失調的原因眾多且複雜，目前並沒有一致的解釋，需要經過多方了解、檢測，以及某種程度上的經驗累積，才能準確判斷。

許多醫師習慣了專業的訓練，有著豐富的專業知識，不過過度專業化，常導致「見樹不見林」的情況發生。看診時往往一不小心，就把專注力全部放在細節上，而忽略了整體的觀察與分析，容易因為片面以及過於武斷的直觀印象，誤將自律神經失調所顯現出來的症狀，例如失眠、腸胃不適等，當做主因來治療，沒有真正地對症下藥，也難怪患者的狀況總是時好時壞，無法獲得根治。

什麼時候該看醫生？

自律神經失調在現今社會中十分常見，但是因為觀念不夠普及，導致很多人無法察覺自己早就陷入自律神經失調的惡性循環。

相信很多人都有過頭痛、頭暈、食慾不振、疲勞等經驗，忙碌的生活、從四面八方而來的壓力、層出不窮的挑戰，難免帶來生理上、精神上的負擔，並且造成身體上的不適。不過通常只要有適當的休息，警報就能解除。萬一你發現不管再怎麼休息，身體還是一直不舒服，看了醫生、接受治療也不見改善，那就必須懷疑自己是不是有自律神經失調的問題了。

自律神經失調會產生多樣的症狀，要在第一時間判斷及聯想，並不是容易的事。如果你**長期有口乾舌燥、腰痠背痛、失眠、淺眠、頭痛、胸悶，甚至有心悸的狀況發生，並且檢查確定生理機能一切正常的話，最好尋求專業醫生的協助，看看是不是自律神經失調所導致。**

自律神經失調代表自律神經的生理機轉已經失常，如果不加以治療，恐怕會造成更嚴重的傷害，千萬不可以仗勢著檢查報告的結果，而掉以輕心。

Tips

先接受一般科的檢查

自律神經失調時，各器官會出現各式症狀。在症狀出現時，建議要先到醫院進行該器官的相關檢測，例如耳鳴掛耳鼻喉科，心悸看內科或胸腔及心臟血管外科等等，因為某些重大疾病或慢性病也會出現類似症狀。若直接朝自律神經失調方向作治療，恐怕錯過黃金治療時期，嚴重時會危及性命。若檢查都沒事或只有一些小毛病，照理說不會讓身體感到這麼難受，就要考慮自律神經失調症的可能！

小心醫生誤判

我自民國八十五年起從事精神科，迄今已經有二十多年，診斷治療數萬名所謂憂鬱、焦慮、腦神經衰弱，甚至是胸悶、頭痛等其他科無法診斷的疑難雜症的患者。在這期間，觀察到現代醫學的特性，對自律神經失調病患所造成的困擾。

傳統的醫學教育告訴我們「特定的病症，一定有特定的原因」，目前的醫療分科，也是在這個觀念架構中所設計出來。這種只針對症狀緩解的治療模式，有著頭痛醫頭、腳痛醫腳的毛病，容易忽略真正致病的原因，導致部分病患終日奔波，無法擺脫疾病的折磨。

以醫學進展的觀點來看，現在的醫療水準的確處於巔峰狀態，但是，這種針對症狀治療的醫學方式，容易忽視那些沒有明確生理問題、身體卻出現不適的疾病——自律神經失調症就是其中之一。這樣的模式，導致有很多自律神經失調症病患，在就診後會得到一句「你沒問題，可能只是自己想太多了」。但事實是這樣嗎？這些人難道真的只是庸人自擾？當然不是，只不過受到傳統專業訓練的醫生，往往沒辦法跳脫窠曰，時也無法察覺病人的狀況，因此做出錯誤的診斷。在這樣的情況下，患者便無法獲得適切的、充分的治療。

自律神經失調症的病患，可以說是傳統醫學習慣模式下的受害者。我曾經在我的門診裡，做過一個小小的統計，從九十三年開始看診以來，累積了超過三萬人次的病患，這些病患從第一個症狀開始出現，一直到來到我門診被診斷出是自律神經失調症，平均需要經歷三年的時間，其中有45％接受過腦波檢查、26％接受過心電圖檢查、38％吞過胃鏡、100％有抽血、5.5％做過心導管檢查、27.6％接受過電腦斷層檢查、10.6％做過核磁共振（胸悶、心悸、呼吸困難等，為自律神經失調較常見的症狀，通常病患會被要求進行上述檢測）——接受檢查的科別平均為四科。

但是奔波於各門診所得到的結果，通常是沒有明顯器質性的病因，再不然就是被硬塞了一個抽象的診斷，最後，病患仍不知道自己到底怎麼了，只能任由無助、茫然滿溢心間。少數的幸運者隨著時間推移，身體能夠慢慢康復，但多數人面臨的是症狀愈來愈多、情況愈來愈嚴重、受到的折磨愈來愈痛苦，卻依舊不曉得自己到底哪裡出了問題。

自律神經失調，就像是冷氣的溫度感知器壞掉一樣，明明室內溫度高，理論上需要送出冷風來降溫，卻送出暖風使得室內溫度更高了，但是大家見到這情況，卻一直朝著冷氣機壞掉的方向調查，想盡辦法修理冷氣機，這樣下來不管花再多氣力也是枉然。所以自律神經失調的患者，常常從Ａ醫院的心臟科轉到胸腔科，再跑到Ｂ醫院的神經內科，再從Ｂ醫院換到Ｃ醫院，但怎麼樣也查不出病因。

在我的病患中，有許多人因為長期頭痛、肩膀痠痛、夜晚無法入眠、缺乏動力、全身疲勞，前往醫院就診，經過檢查都沒有發現異狀，最後落到我的門診。我常半開玩笑說，自律神經失調症是醫學上診斷的資源回收桶，雖然這是玩笑話，但我想它同時也道盡了自律神經失調症病患的無奈，描繪了求診過程的辛酸。

自律神經失調的人最苦的是，別人總是認為你沒事，甚至認為你是太敏感，更無奈的是不僅一般人這樣想，許多醫生經過看診後也這麼說。

然而無奈的還不只是這樣。由於自律神經失調的症狀多樣化，且不易判斷察覺，自律神經病患依著症狀就醫，就會分佈在各科，如內科、復健科、腸胃科、精神科、婦產科、骨科、外科等，遇上了頭痛醫頭、腳痛醫腳的醫療模式，只能吃藥緩解不適。如果合併多種症狀時，就得一次看好多科醫生，最後只換得一大堆藥包，還是無法從根本解決問題。

根據調查分析，在眾多求診的自律神經失調症病患當中，大約有二分之一到三分之一的病患，是在其他各科中檢查不出自己的病因，或者原因不明的。這些病患很容易被醫生誤診，因而無法獲得適當的治療。所以我常說，自律神經失調是快樂的殺手，因為失調後會引起許多慢性病，卻又讓人找不到原因，不但謀殺了健康，也剝奪了快樂。

對的醫師怎麼找？

自律神經失調的診斷，目前已經可以透過專業的儀器來確診，但由於一般民眾對自律神經失調，尚未有清楚且明確的概念，而醫生也會發生誤診的狀況，導致許多病患必須忍受多餘且不必要的折磨。我常在想，如果這些飽嚐自律神經失調之苦的民眾，在就診時能踏出正確的第一步，就不必走這麼多冤枉路了。

對於自律神經失調病患來說，就診正確的第一步，就是找到對的醫生，而所謂**對的醫生，除了必須具備專業醫學背景之外，能夠理解病患症狀是最重要的。**我們說自律神經失調就像個百變女郎，她所帶來的症狀千變萬化，倘若醫生無法通盤了解，不僅與病人間會產生溝通上的障礙，也容易做出錯誤判斷。

現在的醫療科技無庸置疑，已經發展到相當進步的階段，但醫療模式卻總有掩耳盜鈴之嫌。怎麼說呢？就拿國人最常見的三高——高血糖、高血壓、高血脂問題作為例子吧！根據衛生署九十八年的統計，國人十大死因中，因代謝症候群所衍生之疾病高達五項，其所佔百分比為31％，已經遠遠超過名列十大死因首位癌症的28.9％。不論是血糖、血壓、膽固醇、三酸甘油脂，還是尿酸過高，每一種症狀都配有一種藥，為了要控制這些症狀，可能要吃降血糖、降血壓、保肝劑、降膽固醇、降三酸甘油脂的藥丸，最後再來一顆降尿酸的藥；倘若病人狀況較嚴重，伴有睡眠問題，醫生還會開個安眠藥。

林林總總的藥丸加起來，堆得像小山一樣高，病人接受治療後，還不見得能將病情控制好。都吃了這麼多藥，為何還效果不彰？原因在於沒有從根本著手。

通常三高類型的慢性病患，都有著體重過重的問題。肥胖是造成身體不適的根本因素，如果不從控制體重著手，吃再多藥也只是暫時緩解症狀，治標不治本。根本的作法，應該是幫助病患減輕體重，而肥胖症往往是自律神經失調引起的，許多人在有壓力的情況下會藉由食物來減壓，因為煩了一天，到了晚上吃得飽飽的，往往會比較安心、好睡。長期下來自然愈來愈胖！調整自律神經可以使太好的胃口得到控制而降低體重，若有體重控制異常的人，第七章我會告訴你如何吃！

當肥胖問題消失後，高血糖、高血壓與高血脂的狀況，自然能獲得控制。現代醫學的迷思，就是永遠直接從症狀下手，這樣的治療就是種掩耳盜鈴的治療。自律神經失調的病患，若沒有找到理解症狀的醫生，一樣會依循著這種模式，疲於奔波在各門診間，看了一堆醫生、吃了一堆藥，身體還是毛病百出。現在讀者們應該可以理解，找到對的醫生有多麼重要了！

在醫院會進行的檢查

我常開玩笑地說，自律神經失調病患是「幽靈人口」。**根據美國的調查，有六成**

腸胃科病患，實際上應該是屬於自律神經失調症的患者；有七成心臟科的病患，也不是真的罹患心臟病。相信在台灣的情況應該也是相去不遠。

關於自律神經失調症，目前醫學上還沒有固定的診斷方式。

以下介紹幾個我認為比較正確，也是目前比較常使用的診斷方式——自律神經失調是自律神經的運作功能不和諧，可以透過「心律變異率（HRV）」、「呼吸時呼氣中二氧化碳濃度（CO_2）」、「測量姿勢改變時的血壓」等檢測，來判斷自律神經的功能是否正常，當中，前兩者為主要診斷項目，最後一項為輔助診斷項目。

Tips

醫生說明：心跳&自律神經

一般人的心跳，並不是以完全固定的速度在跳動著，每次心跳與心跳之間的間隔，可能會有幾毫秒的差異。

當我們說心跳每分鐘動跳七十二下，代表的是「一分鐘之內，心臟平均跳動七十二下」，平均是關鍵字。再者，在正常心律下，心率變異愈大，代表心臟功能愈好。

若以上的文字讓你很難理解，那麼我們現在用汽車來作解說，相信會容易得多。

「今天台北到高雄，平均時速一百公里。」這句話並不代表一路上車子都以一百公里的速度奔馳，車速有時候可能是一百三十公里，有時候可能是七十公里，車速的快慢會依據當時的情況作調整。而我們都知道能在短時間內煞車、短時

心律變異率

• Heart Rate Variability（ＨＲＶ）

• 進行方式

❶請檢查者先休息五分鐘左右。

❷將心電圖導極貼在胸前平躺幾分鐘。

❸站起來幾分鐘，即完成檢查。

自律神經對於人體最大的作用就是適應環境。當環境改變時，自律神經會即刻反應、找出對策，心臟功能就是一個很好的指標，這也就是為什麼ＨＲＶ是自律神經功能診斷上的重要項目。

交感神經皮膚電位反應檢查

• Galvanic Skin Response（ＧＳＲ）

• 進行方式

間內加速的車子，才是性能好的車子，心率變異大就是這個道理。

一顆狀況良好的心臟，不是一直規則性跳動的，而是能夠針對環境做調整。當你緊張、身體有必要流出大量血流等狀況的時候，心臟就會跳動得快一點；休息、睡眠時，心臟則會跳得慢一點——這才是健康的心臟。

下頁有兩張圖，當自律神經功能正常時，得到的結果應該如上圖；若自律神經失調，得到的結果則會如下圖。

心律變異圖：自律神經功能正常

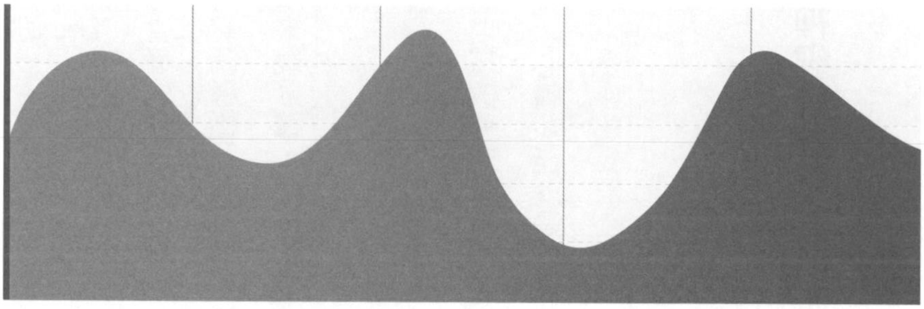

★心律變異的強度與頻率變化愈大，表示心臟隨著環境改變的適應力愈好，換句話說，也就是自律神經功能愈好。

心律變異圖：自律神經功能失調

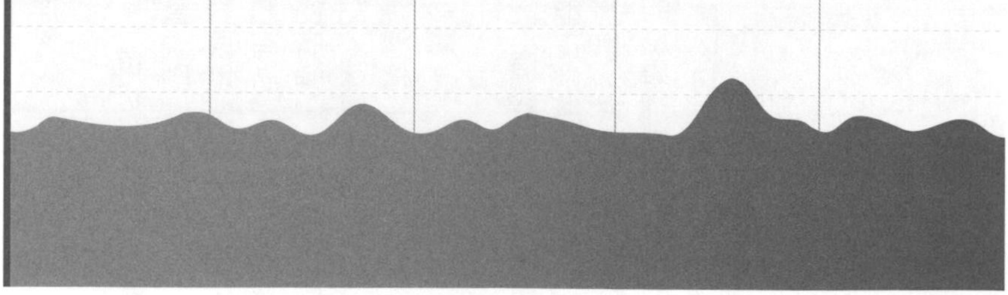

★心律變異的強度與頻率變化愈小，表示心臟隨著環境改變的適應力愈差，換句話說，也就是自律神經功能失調。

❶將感應器夾住指間。
❷輕鬆呼吸即可。

呼吸時呼氣中二氧化碳濃度（CO_2）

• 進行方式
❶將呼吸感應器放於鼻腔外。
❷輕鬆呼吸即可。

呼吸也是良好指標，若二氧化碳太低就代表換氣過度——常見自律神經失調的特徵之一，胸悶、心悸、頭昏、手腳麻等，都是其症狀。

血壓變動測量

• 進行方式
❶請檢查者先靜躺十分鐘左右。
❷平躺，接受血壓測量。
❸站立，接受血壓測量。

◎自律神經功能檢測比較◎

測驗項目	優　點	缺　點	準確度排名（1→4）
HRV	較有客觀的數據。	經驗不足者，容易誤判檢測結果。	1
呼吸時呼氣中二氧化碳濃度	測驗結果非常精準。	新的檢測方式，不夠普及。	2
測量姿勢改變時的血壓	簡便。	容易暈眩。	3
GSR	簡便。	易受環境變因影響。	4

閃開，讓專業的來

前一陣子，風靡大學生的「批踢踢」板上，曾出現一句流行語「閃開，讓專業的來」，很俏皮，但是也頗有道理。

自律神經的完整治療，是有系統性的，雖然從各個面向都可以切入，不過只要遺漏了任何一個面向，或者流程不恰當，治療的效果便會大打折扣。我想，這部分需要的正是專業的協助。

我將**自律神經失調的治療過程，分為三個階段，分別是「急性期」、「緩解期」與「保養期」**，而患者的症狀、反應，是分期最主要的依據。

Tips

醫生說明：皮膚&自律神經

「交感神經皮膚電位反應檢查」是常見的交感神經檢查方式。這個檢測是由皮膚電位反應衍生而來的。

當在接受到內在、外在的刺激時，人體的內分泌和神經系統會產生一連串的變化，皮膚也會有這種反應，測謊就是利用這個原理來進行的。緊張的時候，交感神經作用活絡，皮膚會流汗，導電度就會因此而改變。

在GSR檢測中，當交感作用強時，GSR會下降；當交感神經作用弱時，GSR會上升。以此作為判讀交感神經功能的依據。

急性期——藥物治療

急性期的病人多半症狀明顯，且對於身體所出現的不適，感到憂心忡忡。在這個階段，我會採用藥物治療。第一時間先把令病人感到困擾、不舒適的症狀解除，幫病患找回舒適的感覺後，再進行下個階段的治療。

或許你會提出這樣的疑問：「自律神經失調，不是可以透過非藥物治療來緩解嗎？那為什麼一定要吃藥？」讓我來為你解釋一下。一個腿斷了、骨折的人，應該要先用石膏，幫他把骨頭固定住，還是應該先熬補骨湯給他喝？我想先用石膏才是比較正確的作法。

在治療上，我認為有先後順序的差別。急性期的病人，飽受各種症狀如失眠、胸痛、呼吸困難等折磨之苦，身心疲累不堪。先利用藥物，讓症狀獲得解除，對生理、心理的健康，有正面的助益。

Tips

醫生說明：血壓&自律神經

自律神經功能正常的人，血管能因應姿勢的改變，進行該有的收縮。但若自律神經調節功能不佳，從躺著到站立，血流一下子往下流，集中到下肢，血壓會突然下降，產生姿勢性低血壓現象。許多人往往坐久或躺久就會有如此特性，以為自己是太虛或是貧血，其實不是。

緩解期——日常保養，藥物輔助

當症狀緩解後，進入緩解期。這時候，病患對於自律神經失調不再感到陌生與害怕，對於出現的症狀也不會惶惶不安，心境上來說是相對穩定的。

在這個階段，我會視症狀持續給予藥物治療，但同時會告訴病患自我調解的方式，讓病患能一邊接受專業治療，一邊嘗試自我治療，例如病患出現過度換氣現象，除了開立藥物之外，我會同時教導他怎麼樣緩慢呼吸，以及在生活作息上必須做哪些調整。

保養期——自我治療

最後的一個階段則是保養期。通常來說，當病患邁入這階段之後，我總是會發自內心地替他感到高興。從急性期到緩解期，再走到到保養期，是自律神經失調患者的進步歷程。

成功踏入保養期時，我會把藥物治療的部分拿掉，讓患者透過規律的訓練、自我治療，來改善自律神經失調。

中醫怎麼說 從心著手治療

對國人來說，身體上有病痛，除了求助西醫診療之外，中醫也是廣為接受的醫療方式之一。尤其在以養生為基礎概念的健康潮流下，大家對於注重全方位調養、回歸自然的中醫，接受度更是日益增高。中醫具有深厚的哲學思想，在治療上強調整體系統的調控，與其說中醫是看病、醫病，我想更確切地說法應該是，中醫是教人怎麼照顧身體、如何養生。中西醫，各有各的特色與長處，兩者合作具有截長補短、相輔相成的效果，目前中西醫結合治療，漸漸成為一種新的醫療模式，接下來我們就來看看中醫的養生觀念，希望能幫助讀者了解在對抗自律神經失調的過程中，哪些中國古代的醫學和現代醫學有關。

在傳統中醫的觀念裡，人體是一個具有聯繫關係的整體，以五臟六腑為核心。身體想要健康，需把五臟六腑都照顧好，這麼一來，臟腑之間的作用才能夠順暢。中醫理論中的臟腑，與現代醫學裡的臟器名稱，大多雷同，不過在功能、概念上，並不一致。綜合中西醫來看，要照顧自律神經，必須多多關心自己的心與肺。

Tips

午睡有益心臟健康

根據中醫理論，上午十一點到下午一點（午時），是心經值班的時刻，也是陰陽交替的時候，在這個時段，如果能休息片刻，身體能夠獲得對健康有益的能量。

照顧好心肺，強化自律神經功能

心如刀割、心有戚戚焉、膽戰心驚、動人心弦……不知道大家有沒有發現，許多跟情緒、感覺有關的詞彙，都與心脫不了關係。實際上，古今中外，皆以心為情緒的主導。中醫裡所指的心，並不只是那顆在胸膛中跳動的心臟，還涉及人腦運作。

接下來，我們就先來了解一下，在中醫的世界之中，五臟的作用以及功能。

・心：在中醫的定義中，心的作用可以粗略分為兩個方面，生理與心理。生理上，它負責調節心血系統、維持神經系統的功能；心理上，它影響著人的精神狀態。

中醫認為，唯有心處於健康狀態，血才能在身體中流暢運行，人體才能獲得充分的滋潤。至於精神方面，中醫主張，一個人的心必須功能健

Tips

我的五臟健康嗎？

不曉得你是否有過看中醫的經驗。「哇！這個中醫師好神，我都還沒開口，他／她就知道我的問題了！」這是許多人的看診心得。現在我們就來破解中醫師的「魔術」，學學該怎麼從外觀上，看出隱藏於體內臟腑的問題。

容易感冒？總是鼻塞流鼻涕？聲音嘶啞無力？

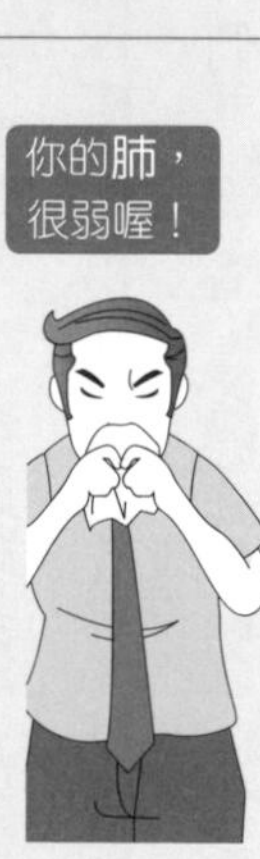

很會掉髮？白髮叢生？總是頻尿？

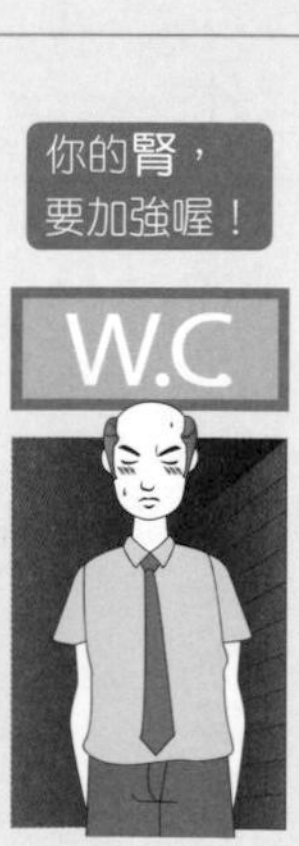

全，思路才會清晰，活動才能敏捷，倘若心功能不佳，健忘、反應遲鈍就會找上門。

在中醫理論中，五臟以心為首，心為「君主之官」，可見心的重要性。基本上，心主宰著五臟六腑，自律神經也與各臟器間有著緊密的關係，因此心健康，自律神經作用才能順暢，五臟六腑也才得以獲得充分的滋養。

• 肺：中醫認為，肺與呼吸、水液代謝、血液循環、自律神經系統及免疫系統有密切關係。肺負責管理呼吸活動，是體內所有的「氣」交換地方。肺能將好的氣（清氣），送往體表，將不好的氣（濁氣）排出體外，以保持呼吸道的潔淨及健康。肺功能正常，才能產生足夠的氣，血的運行也才能順暢。

• 肝：在中醫的劃分裡，肝控制著中樞神經系統、自律神經系統以及循環系統，負責疏通宣

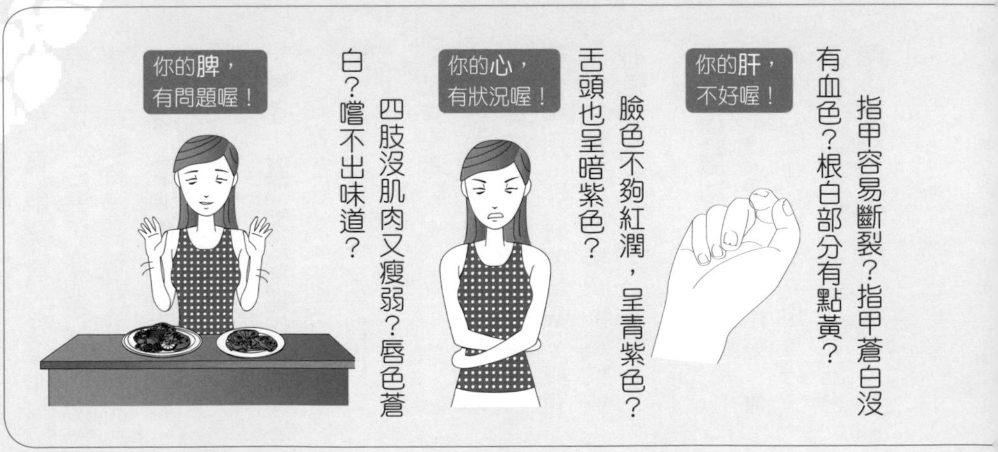

洩全身氣、血、津液，也負責貯藏血液、調節血量。透過肝的運作，身體裡的氣、情緒，還有脾胃消化功能，才能獲得全方位的照料。除此之外，肝跟視覺也有相關，所以，中醫師在看診時，可以透過雙眼的狀態，來判斷求診者的肝有沒有問題。

・脾：中醫認為脾是主要的消化器官，它會提取營養物質，將營養部分轉化為氣、血、津液，運輸於全身。至於精微營養物質產生的水分，則往下送至腎及膀胱，最後排出體外。此外，脾還控制著血的運行，若脾健康，則血會在正常的運行軌道上流動著；若脾不健康，失去對血的控制，血會溢出自己的路徑，引發疾病及不適。胃是六腑中與脾相對應的器官，所以看中醫的時候，我們常常會聽到「脾胃」的說法。

・腎：腎可以說是五臟六腑中最重要的一個

Tips 從日常生活中保肝

・睡眠要充足

以中醫觀點而言，晚上十一點至凌晨三點，血液流經肝、膽，這個時候應該要讓身體充分休息，否則會影響肝的修復功能。

・累了，就抓緊片刻稍作休息

適當的休息有助於強化肝臟，建議你養成午睡的習慣。

・飲食要清淡

刺激性的食物，如麻辣、油炸、濃茶、咖啡等，都不適合過量食用。新鮮的蔬果，具有不錯的抗氧化效果，能幫助肝細胞修補。

・強化脾胃功能

中醫認為脾胃功能不好，會使得五臟無法獲得充足養分，因此，如果想要保肝，那就也應該好好照顧脾胃。

部分，概念也最為廣大。中醫認為腎是陰陽的根本，所有推動人體生理作用的物質，都貯藏在腎裡，它可說是生命的泉源。腎控制著生殖、內分泌、神經及泌尿系統。它能平衡體內水液的分佈、控制水液的排泄、統攝氣的運行，對身體的影響甚大。

透過以上的介紹，相信你已經發現了，五臟之間存在著密切的關係。的確，在中醫的觀點中，五臟是彼此相互依存，也是相互影響的，真的可以說是牽一髮而動全身。

你屬於哪一類自律神經失調？

看過中醫的讀者可能就了解，中醫看診，是透過「望、聞、問、切」的方法，來了解病患可能患了什麼樣的疾病。**望**，就是用眼睛看；**聞**，就是用鼻子聞、用耳朵聽；**問**，就是用嘴巴問（也就是中醫師跟你的對談）；**切**，就是我們所熟知的把脈。中醫認為人所表現出來的氣、神，講話、呼吸，甚至是嘆氣的聲音、氣息、排泄物的味道，以及脈象等等這些外在的表現，都會因身體內在的狀況而有所變化，透過上述種種觀察，專業的中醫師就能推論出，病患的身體健康有哪些問題。

・維持情緒穩定

中醫認為急躁、完美主義、不懂紓壓的人，容易有肝火旺的問題，應學會抒解情緒才能保肝。

接著中醫師會根據看診過程中所得到的資訊，加以整理，再歸納出病情的特徵以及變化規律，這就是「辯證」。

中醫認為每一個病人的病情發展、陰陽狀態都不盡相同，治療的重點也不一樣，例如同樣面臨自律神經失調的困擾，有些人可能是因為肝陰虛，有些人可能是脾陰虛，針對不同的體質，以及症狀，應該各自選擇合適的處方及治療方式。

以下，是中醫針對自律神經失調，所歸納整理出來的幾種主要症型：

一、鬱怒傷肝型

這類型的自律神經失調病患，通常有頭痛、情緒不穩、口乾口苦、失眠、便祕等困擾。這是因為肝功能運作不良所引起，這時中醫的治療重點會放在疏肝瀉熱，通常以龍膽瀉肝湯為主要藥方，視狀況加減其他藥材來治療。

二、陰虛火旺型

這類型的自律神經失調病患，往往工作壓力大、常常需要動腦，不得休息。陰虛火旺型的患者，會出現頭痛、頭暈、健忘、耳鳴、手腳心發熱、喉嚨乾等現象，這時候治療重點應該擺在滋陰降火，養心安神。

因為每個人陰虛、火旺的程度不同，所以在藥方上，通常會採用黃連阿膠湯、朱砂安神丸或天王補心丹，來配合酌量運用。

三、心脾兩虛型

心脾兩虛型的自律神經失調患者，其特色是年紀較大、體力較差，或者有貧血問題等等，患者以女性跟老年人為主。心脾兩虛型的患者，會出現頭暈、心悸、健忘、失眠、疲倦、臉色蠟黃、食慾減退、容易拉肚子等症狀，針對這類型患者的治療重點會放在照顧心脾，讓心脾功能恢復正常，藉此讓氣血充足改善不適症狀。針對心脾兩虛型的患者，中醫多用歸脾湯加味來治療。

四、心腎不交型

心腎不交主要是因為腎陰不足所引起，因此這類型的患者會出現失眠、健忘、精神不濟、疲勞、腰痠、月經失調等症狀，此時的治療重點應該擺在補腎固精、養心安神，故中醫多採用知柏交泰丸加味來治療。

五、心虛膽怯型

心虛膽怯型的自律神經失調病患，在個性上比較緊張，因此特別容易冒汗、受驚嚇，同時還常有不安感且疑心病較重。主要是因為心氣不足，當心氣不足時，體內的血液沒辦法獲得足夠的運行力量，所以患者大多有臉色蒼白、胸口疼痛、心跳不穩定等徵狀。針對心虛膽怯型的病患，中醫將治療重點擺在益氣鎮驚、安神定志，通常採用溫膽湯加味，配合甘麥大棗湯來治療。

「我爸爸也有自律神經失調，我會這樣是不是因為遺傳？」、「我這樣是不是沒救了，只能一輩子吃藥？」

① 自律神經失調只能一輩子吃藥、無法痊癒？

病患在確認自己有自律神經失調問題後，常會問此症是不是遺傳性疾病，爸媽任何一方有此相關問題，兒女是否一定也會有，或是擔心自己沒救了，只能一輩子吃藥控制。

失眠、焦慮、憂鬱是常隨著自律神經失調而來的症狀，為舒緩病患不適，有時會給予抗焦慮、抗憂鬱、失眠藥物，或具安神鎮靜療效的藥品治療。對藥物治療，有些病患會存有相當大的疑慮，深怕自己要一輩子吃藥。其實大可不用害怕，提供藥物最主要的目的，並非治療自律神經失調，而是提供緩衝期，讓身心狀態處於極度混亂的病患，能藉由藥物達到穩定的效果，就像戰士受了傷，先找個地方暫時休息一下、養精蓄銳一番，等養足精神，再站上沙場跟敵人對抗一樣，試想若連拿武器的力氣都沒有，怎能殺敵呢？

藥物治療的主要用意就在這裡，當不適症狀獲得緩解後，你才有足夠的條件，用非藥物治療的方式去對抗自律神經失調，透過其他方式來改善病情。再者，並不是每個自律神經失調的病患都需要接受藥物治療，醫生會針對個別狀況，採取最恰當的治療方式。藥物治療不但只是其中一種方式，而且也只是個過渡期，透過呼吸、運動等方式，也能改善自律神經的運作，讓它的協調功能回復正常。但憂鬱症、焦慮症等精神疾病，應該還是要接受專科醫師的判斷，遵照指示用藥為宜。

至於此症無法痊癒，則更是無稽之談！例如臉上痘痘冒不停，你會認為這無法痊癒嗎？有可能是因為內分泌失調、臉部清潔沒做好、攝取過多高脂肪食物、睡眠不足等原因造成，只要知道原因並確實避免，就能跟青春痘說Bye Bye。自律神經失調也一樣，只要找出原因，你也可以向自律神經說再見！

值得特別說明與注意的是，雖然說自律神經失調不一定得完全仰賴藥物治療，透過正確的呼吸吐納或運動，也能有效控制；可是如果你不懂得這樣的專業療法，也未接受正確的診治，失調的症狀沒有受到妥善控制，反而容易惡化，所以詢求專業的判斷，找到最適合自己的治療方式，才是最重要的。

② 自律神經失調跟體質有關，很難防範？

就像異位性皮膚炎、慢性鼻子過敏等過敏患者，天生對於某些特定物質較敏感，當過敏源出現時，就容易引發過敏一樣，自律神經失調也跟體質有關。不過那是相對性問題，而非絕對性問題。意思是具有自律神經失調體質的人，不見得一定會有自律神經失調的問題，只是比起一般沒有這種體質的人來說，當面臨自律神經調節能力降低時，有這種體質的人，較容易出現自律神經失調的狀況。

一般而言，體質虛弱、消瘦不易發胖、容易過敏的人，自律神經的平衡，在先天上就屬於比較容易紊亂的類型，所以罹患自律神經失調的機率會比一般人來得高，但這並不表示這些人一定逃不過自律神經失調的困擾。打個比方來說，我們都知道若父母患有糖尿病，子女罹患糖尿病的比例會較高，看到這裡有人會直接下定論：「糖尿病會遺傳。」如果你也認為這樣的結論是對的，那麼你的觀念稍有錯誤喔！正確來說，遺傳的不是糖尿病這個病症，遺傳的是容易罹患糖尿病的體質。也就是說，倘若你的父母是糖尿病患，你的飲食、生活作息必須更小心、更嚴謹一點，糖尿病才不會找上你。至於你會不會得到糖尿病？只要飲食控制好，生活作息正常，定期注意自己的血糖，糖尿病就會被你拒絕於門外了。

俗話說，預防重於治療，自律神經失調當然也是可以預防的。充足的睡眠、適當排解壓力、均衡的飲食、養成固定運動的習慣、維持正常的作息、該休息的時候就要休息，別老是上緊發條，這些老生常談聽起來很沒創意，但卻是維持自律神經作用平衡與身體健康的不二法門。別忘了，自律神經本來就具有自動調節的能力，不去破壞它，它就不會出問題。當然，倘若你不小心破壞了它的運作，害得自律神經失去平衡，也無需過度擔憂，只要願意給它機會，它就能再度發揮正常的生理功能。

8大紓壓法預防自律神經失調

大部分自律神經失調的病患，許多都是身體對壓力的承受度減少引起的，在自律神經治療恢復後，要如何讓自己的抗壓力能增加呢？只要試著讓壓力消化吸收，自律神經失調的問題就不容易復發。正在閱讀此書的你可能會大喊：「要脫離現實生活的壓力，哪這麼容易？」的確，這對大部分的人來說都有困難，但別忘了，紓解壓力的方式有很多種，從壓力中逃開只是其一，面對壓力也是一種解決方案，有人說：「面對問題，問題少一半；逃避問題，問題增加一倍。」而改變生活模式、調整習慣與想法，是讓我們能從容面對壓力很有效的方法。

不必事事追求一百分

「快快快，要準備開會了，你們還杵在這裡幹嘛？」、「移動一下你的屁股吧！

我親愛的小朋友們！」、「光碟片帶了沒？列印出來的檔案呢？」、「為什麼都要開會了，還找不到東西！我不是跟你們說過很多次了嗎？東西要依序放好，現在糗了吧！」、「記住，我要等一下的報告是完美的、Perfect的、零缺點的，聽到了沒有！」惠芬，四十二歲，女性上班族，擔任主管一職，長期被自律神經失調所困擾著，以上連珠砲似的發問，是每次開會前，惠芬一定會上演的戲碼。

心理學家弗雷曼，根據天生性格的差異，將人分成兩大類型，分別是A型性格與B型性格。惠芬的行為舉止，是很典型A型性格的人，這一類型的人較容易患有自律神經失調。

A型性格的人，多半求好心切、比較急躁、機極進取且好勝心強，可說是急驚風又有點完美主義；B型性格的人則剛好相反，他們隨性、凡事慢慢來、不喜競爭、對什麼事都不太在乎，是典型的慢郎中。**A型性格的人易讓自己時常處於緊張、緊繃的狀態，這樣會使交感神經過於亢奮，久了就會引發自律神經失調。**

A型性格與B型性格，並沒有好壞之分，它純粹只是天生個性上的差異，各有各

◎A型性格與B型性格的人格特質比較◎

A型性格	B型性格
積極進取，具侵略性。	比較消極，具和平性。
習慣競爭，很在乎結果，就連遊戲的結果都會在乎。	不論是工作或者是遊戲，都較不喜歡競爭。
個性倔強，有時候顯得缺乏彈性。	態度從容，懂得隨遇而安。
容易被激怒。	不容易被激怒。
說話速度快。	說話速度較慢。
習慣一次做好幾件事，以力求成長。	習慣一次就只做一件事，並且為此感到滿意。
動作快（不論走路還是吃飯）。	動作慢（不論走路還是吃飯）。
缺乏耐性，對於任何遲緩容易感到不耐煩。	耐性十足，對於遲緩通常不會有任何不耐。
重視時間概念，一定會在期限內完成交辦事務。	缺乏時間概念，不在乎期限。
約會的時候會提早做準備，而且幾乎不遲到。	與人有約時，常常遲到。
臉部表情緊繃，常握著拳頭。	臉部表情放鬆，且不會握拳。
不容易滿足現狀，努力追求更高的職位與社會地位。	容易滿足於現狀。
在意別人的看法，希望大家對自己的努力加以肯定。	比較不在意他人的看法，不追求大眾的肯定。
辦事速度快，非常強調速率。被強迫沉靜時，會感到心定不下來。	辦事速度不快，但有自己的方法，喜歡悠哉悠哉的感覺。

P.S.不管你是A型性格還是B型性格，其實都沒有好壞之分，如果發現自己在個性上可能需要調整，請試著適度改變，生活就會變得不一樣！

Test 5 性格傾向檢測表

接下來，我們就來做個測驗，看看自己是屬於哪一種性格。

診斷方法：回答以下問題，並圈選你認為代表你性格最恰當的數字。愈靠近「1」或「8」的答案，就愈接近兩端不同的個性。例如，如果你動作很慢，則選擇靠近動作慢的「1」；動作很快，則選擇靠近動作快的「8」。

狀況	強度							狀況
約會經常遲到。	1	2	3	4	5	6	7	8	約會總是習慣提前做準備。
不喜歡競爭。	1	2	3	4	5	6	7	8	很愛競爭。
習慣一次只處理一件事。	1	2	3	4	5	6	7	8	習慣一次同時處理很多事。
動作慢。	1	2	3	4	5	6	7	8	動作快。
不太會表達自己的情感。	1	2	3	4	5	6	7	8	情感外露。
興趣廣泛，有一堆嗜好。	1	2	3	4	5	6	7	8	寄情於工作，沒什麼特別興趣。
就算時間倉促也不會慌張。	1	2	3	4	5	6	7	8	總是匆匆忙忙。

將以上七題的分數加總，再乘以3。總分：＿＿＿＿＿＿

84分以下　你屬於B型性格。

85~105分　你的個性介於A型與B型之間。

106分以上　你屬於A型性格。

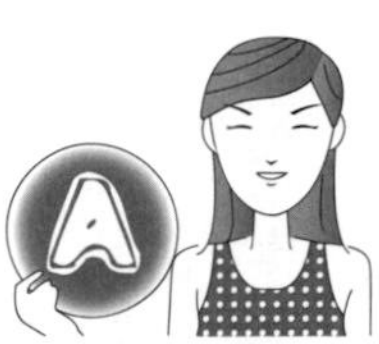

1 天生急性子

你是急驚風，熱衷競爭，只要聽到成績、名次、排名等競爭意味濃厚的字眼，你的眼睛就會亮了起來；沒什麼耐性，最好別故意挑戰你的極限；勞碌命，一天就算有四十八小時也不夠用，事情永遠一堆。

2 只問結果與輸贏

不問過程，只問結果與輸贏，對你來說，人生就是一個又一個的關卡與挑戰，而且你愛死這些挑戰了！

3 大小事情全包

有點霸道，凡事喜歡按照自己的意思來，而且不喜歡把事情交代給別人，因為你對別人不夠信任，所以總把大小事情全攬在身上，造成不必要的壓力。

4 堅強卻不夠柔軟

雖然堅強，但是不夠柔軟有彈性，當壓力來臨時，你很容易感受到，反應也會比較強烈。A型性格是大樹，颱風來臨時，大樹往往比較容易在狂風暴雨中受傷。

5 最需要靜下來

靜下來能有效紓壓。雖然你習慣了忙碌和快節奏，但你具備有耐力與自律能力，也能發揮自我要求的精神，努力與壓力和平共處，學會靜下來，就能擺脫自律神經失調的威脅！

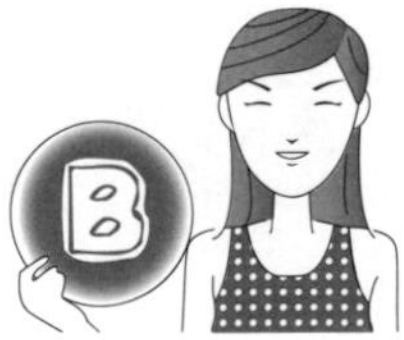

1 叫他慢郎中

你是慢性子、慢郎中。總是一副不疾不徐的模樣，不管外在如何變化，你就是用自己一貫的步調生活著，「慢慢來，不要緊張～又不會怎麼樣！」

2 不喜歡競爭

結果、輸贏對你而言並不那麼重要，過程比較重要。你不喜歡競爭，享受與人和平相處的愉悅。

3 不太懂得堅持

不喜歡搶第一，也不熱衷當老大，不會有事必躬親的心態或行為，有人願意幫忙分擔，你開心都來不及，你不在乎結果，能減輕壓力真好。不怎麼懂得堅持，比較容易放棄。

4 面對壓力反應小

對壓力的反應較小，遇到的壓力也較少。當遇到壓力時，懂得看開，適時調整心態。B型性格是小草，颱風來臨時，小草往往比較容易在狂風暴雨中保全自我。

5 多一點衝勁

壓力比A型的人少，但還是會碰上壓力問題的。相信你有自己的一套紓壓方式，如果能學學A型的衝勁與要求，說不定能把壓力處理得更好。

的優缺點。在古老時代中，生活的壓力和今天不同，人們常面臨各式天災、人禍，適當保持警覺往往是有利生存的。舉個例子來說，前陣子發生天災，很多人被淹死，但也有許多人逃出來，逃出來的人大都是警覺心強的人，雖然平時較緊張，但面臨生命危險時往往能逃過一劫，對於人類延續生命是有莫大的貢獻，只不過對自己就有些殘忍了，因為在不需緊張時也過度緊張了。

若你發現自己偏向A型性格，那麼建議你多跟B型性格的人學學他們的隨興，給自己多點空檔時間，試著讓自己有彈性點，不要總是硬梆梆，這樣雖然很強韌，但很容易不小心「啪」一聲就斷掉。完美雖然很好，但是缺陷美也是一種美，真的不需要永遠要求自己一百分。若你發現自己偏向B型性格，那麼同時建議你，跟A型性格的人學學他們的負責與自我要求，或許你會發現自己的另一種面貌，以及被忽略許久、驚人的潛在能力。

別再當打不倒的無敵鐵金剛

你有沒有注意過自己的口頭禪呢？有一種人，他很喜歡說：「Ok，我還可以！」、「不用擔心，我沒事！」就算那時的他正經歷情緒低潮，其實糟糕透頂了，他還是習慣說：「我還好，OK的！不用擔心！」如果你也剛好常講這句話，那麼小心點，自律神經失調有機會找上你喔！

人類之所以與其他動物不同，是因為我們的大腦多了具備理性、知性思考的能力。這樣的能力能幫助我們控制情緒，不那麼情緒化，還能提高ＥＱ，隱藏起自己真實的喜怒哀樂。太過情緒化固然不理想，但過度壓抑情感反應，對自律神經的作用也並非好事。**當我們的本能反應，長期處於壓抑的狀態時，會導致下視丘與自律神經配合的紊亂，引發自律神經失調。**

在我的患者當中，有不少人是因為太壓抑，而罹患了自律神經失調。這些人死也不承認自己有問題：失眠說是自己習慣睡少；頭昏說是自己太累；胸悶說只有一下下；情緒暴躁說是別人惹的禍，但周遭的親朋好友早就看不下去了。壓抑習慣的養成，與性格、自我認同、成長環境有很大的關係。

有些人很「ㄍㄧㄥ」、意志力強盛，總是期許自己像個打不倒的無敵鐵金剛一樣，即便生活在充滿龐大壓力的環境中，也自認可以負荷得起，但是他忽略了人都是有極限的，就像彈簧，若長時間用力扯開，久了也會失去彈性。有些人則對自我充滿不認同，他們察覺到自己的「特點」，卻不太願意接受，不知不覺中強迫自己成為心目中理想的那種人，例如天性害羞的人認為活潑點比較好，於是強迫自己成為團體裡的發言人；明明是細心敏感的人，卻要自己變得粗線條一點，表面上故意裝作凡事不在乎、瀟灑得不得了，但暗地裡卻又常受傷、想不開。

另外還有一種人，是受到成長環境的影響，這類型的人以男性居多。「男兒當自強」、「男兒有淚不輕彈」種種的既定觀念，成為男性朋友表達情感的絆腳石與無形的束縛，久而久之，開心興奮的時候想瘋狂大笑，卻笑不出來；痛苦傷心的時候想大哭一場，卻流不出半滴眼淚。情緒憋著憋著，自然就憋出病來了。

在這裡，我想特別提出一個現象，不知道你有沒有這樣的深刻感覺？工商社會讓人與人之間愈來愈疏離，每個人在心裡彷彿築起一道又一道的高牆，看不清也摸不透，雖然花很多時間在電子郵件的往返、ＭＳＮ的名單隨便就是數百人、手機簡訊傳不停，表面上感情交流似乎相當活絡，但人與人之間，實質、誠懇的接觸機會卻相對變少。這樣的溝通模式，增加了不少孤獨與不確定感，這也是一種情緒的壓抑，在心裡的幸福感長期無法被滿足、自律神經不自然的拉扯，最後邁向失衡。

雖然現在的環境方便，滿足了我們「想要的」生活，但同時也不斷攪亂神經系統的節律，沒有考慮到我們真正「需要的」生活。我想這也是造成現代人自律神經失調，較為常見的原因之一吧！

不要一味的隱忍

近幾年來，一股韓流風潮席捲全台，韓國連續劇開始播出後，深深受到女性朋友的喜愛。電視節目本應該提供休閒娛樂效果，但在我的病患中，卻有不少人視它為毒蛇猛獸，這究竟是怎麼一回事？**韓劇跟自律神經失調，又有什麼關連？**

仔細分析韓劇的劇情，發現在一齣齣韓劇中，都可以看到傳統的家庭倫理價值觀。據說優秀的韓劇編劇大多是家庭主婦，對於家庭倫理、婆媳問題有著深切的體認，在處理婆媳之間的愛恨情仇、刻劃人物角色的內心世界等議題上，自然游刃有餘，且極盡寫實，因此，吸引了眾多婆婆媽媽們的關注與熱愛。然而在瘋韓劇的影響下，卻衍生出現實中婆媳間真正的大戰，我的病患阿莉，就是標準的受害者。

四十六歲的阿莉，是個乖巧溫和且柔順的女子，總是習慣逆來順受。她的婆婆是個標準的韓劇迷，常常有意無意拿韓劇中乖巧聽話的媳婦來跟她比較，不僅如此，韓劇中傳統男尊女卑的價值觀，也是婆婆常拿來跟她說教的好教材。阿莉深深知道「多一事不如少一事」、「退一步就能海闊天空」的道理，面對婆婆的叨叨絮絮，她總是選擇隱忍，但在內心中她感到很大的壓力。偶爾，阿莉會婉轉含蓄地向先生表達自己的感受，但是夾在兩個女人之間的先生，完全不知如何是好，最後選擇消極回應。以上種種情況，讓阿莉無力到了極點，成天悶悶不樂，漸漸地，她開始出現頭痛、失眠、情緒莫名低落等症狀，一度懷疑自己得了憂鬱症，經過問診和儀器檢測，證實阿莉是自律神經失調。

和諧的關係，是大家所追求的，不論是夫妻間、婆媳間、朋友間或者家人間，但表面的和諧，並不等於真正的和諧，只有真正的和諧，才能為我們帶來身心上的健康與充實。

阿莉為了維持家庭的和樂，長期選擇隱忍，最終身體終於向她提出抗議。歸納起來，過度壓抑正是造成阿莉自律神經失調的凶手。

人與人的相處，難免會有摩擦產生，我們常常為了維持表面的和平，選擇將情緒隱藏起來，但是這樣久了會得內傷的。當然，我的意思並不是鼓勵讀者們，當個極度情緒化的人。學會控制情緒、培養自己的ＥＱ絕對是必要的，只不過我發現，有很多人錯把壓抑當成控制，且永遠遺忘了後半段——紓解情緒的重要性。**正確情緒的處理，應該是控制情緒，並紓解情緒，而非壓抑情緒反應。**

只是隱忍、長期壓抑，不但違反生理的自然節律，對事情也毫無幫助。一段和諧的

Tips

依循大自然節奏平衡神經

地球自轉讓我們一天擁有大概二十四小時的時間，依據日照與月照，可將一天粗分為凌晨、白天、下午、晚上以及午夜。人體的生理時鐘能與大自然節奏配合，養成日出而作、日落而息的生活模式是再好不過的。

不過拜科技發展、經濟發達所賜，現代人生活作息的模式五花八門，少部分人奉行「早起的鳥兒有蟲吃」的原則；大部分的人總是睡到日出三竿，太陽曬屁股才醒；更有些人享受夜貓子的生活，「夜夜笙歌到天明」。

・調整生活作息

依循自然腳步，早上活動、晚間休息的生活模式，對身體健康最好。除了壓力，生活作息紊亂也是罹患自律神經失調

關係，需要雙方長期且耐心的溝通，就像跳一支雙人舞一樣，不斷反覆地練習才能讓彼此律動更協調，踏出流暢和諧的舞步。若總是選擇忍耐、隱忍，不說自己內心真實的感受，對方很難了解你的想法，就無法做出正確的判斷，這樣的處理無法改善雙方關係。再者，過度壓抑情緒，會造成自律神經的失調，對身體產生全面性的影響。一味的忍耐與隱忍，只會讓一切更糟，你的世界不會因此而更美好。不過要特別注意**情緒的抒發，不是指大發雷霆，或大叫大哭這麼極端的方式，因為勃然大怒會引起交感神經過度亢奮，讓腎上腺大量分泌，而腎上腺分泌後大約需三天才能被代謝完，是故太過生氣反而使人更容易生氣**，也就是火上加油（腎上腺易使人更激動，而三天內沒有排出會使這三天情緒更不穩）。

重要因素之一。自律神經也有自己的節奏，白天交感神經旺盛，傍晚則轉換成副交感神經較旺盛。交感神經是負責「戰或逃」生理反應，主要與能量消耗有關，而副交感神經則被稱為「休息安眠系統」，主要在保存能量。若能維持白天活動、傍晚休息的作息模式，則自律神經系統的運作，就能各司其職；若作息日夜顛倒，則易造成自律神經紊亂，久而久之，身體健康也會受到影響。

想要遠離自律神經失調，得先調整生活作息，盡量固定就寢與起床的時間；不過即便要調整作息，也別忘了給自己多點空間跟時間。我們發現自律神經失調患者，多半有著完美主義的個性、自我要求高、缺乏彈性，說好幾點睡覺、幾點起床，就非得排除萬難，在規定的時間完成。倘若用這樣嚴

上班ON、下班OFF

日本管理大師——大前研一，曾提過一個叫做「OFF」的概念，相信大部分的讀者應該都有聽過。所謂的OFF，可以簡單把它看作是「生活」這個層面。「過生活！」很多人都會說他們在過生活，但是有多少人想過，究竟什麼才叫做「生活」，我相當懷疑。

在這裡我想提出一個問題，讓讀者想想：「過日子跟過生活一樣嗎？如果不一樣，差別在哪？」

大前研一認為，OFF能力高才可能是生活的達人，這樣的人具備更多條件與能力，在自己人生畫佈中，揮灑出豐富的色彩。我們可以

苟且過於謹慎的態度來調整作息，恐怕只會造成自己另一個壓力，反而適得其反。

・讓身體自然調整體溫

除了睡眠之外，有另一個生活習慣，也是造成自律神經功能逐漸減弱的主因，那就是空調的使用。人體除了生理時鐘與大自然節奏相同外，原本也具備了依照大自然氣候變化而調整體溫的能力。不過隨著空調的普及，我們身體這方面的功能，有漸漸減弱的傾向。

調節體溫是自律神經的作用之一。天熱時，副交感神經會發揮作用，促發身體冒汗，讓體溫下降；天冷時，交感神經能使得皮膚血管收縮，以保持體表的溫度，不讓體溫散失。這樣自動調節體溫的功能，能幫助我們應付大自然四季的變化，抵抗力自然就會增加。

說，OFF能力高的人，才是能超越工作範疇、品味人生的人，倘若缺乏OFF能力，恐怕只能成為窮忙一族。

那麼OFF學跟自律神經有什麼關係呢？**根據觀察，罹患自律神經失調的人，多有個共通點——不懂得玩樂。**這些人隨時隨地都讓自己處於緊繃狀態，就算來到一個環境優美、空氣中瀰漫著悠閒氣氛的旅遊勝地，他們依舊無法融入、無法放鬆。若你是屬於這一類人，那麼想要改善自律神經失調問題的首要任務，就是學會玩樂的真諦，並好好享受玩樂。

> 現在，不論寒冬或盛夏，我們都能輕易將所處空間，維持固定舒適的溫度。冬天開暖氣，夏天開冷氣，如此能讓我們維持一整天的乾爽舒適，或者不會冷得直打哆嗦，但這種作法同時也剝奪了生理功能的運作機會，久而久之，自律神經調節體溫的功能就會漸漸減弱。保留讓生理功能運作的機會，別過分依賴冷氣、暖氣，如此才能讓自律神經系統發揮功能。

如此一來，你緊張的情緒才有機會獲得真正的解放，自律神經系統也才有機會回復到正常且穩定的狀態。

大前研一最近提出一個觀念叫低ＥＱ時代，向內看、向下看及向後看，自律神經失調症的人就是自律神經的低ＥＱ。**向內看**：只看自己身體哪裡不舒服，去做各種檢查，生活的重心就是自己身體的症狀，而忽略外界對你關心的親友，忽視外面發生的美好事物，就像Discovery Channel所說：「世界精采無比」，人類只是廣大宇宙中，小小地球中小小的沙。過分向內看往往症狀會更明顯，我有好多患者多年來就只注意他的口乾、喉嚨異物感、心悸、耳鳴，幾年下來，他的小孩已上國中，國小那段記憶都一片空白。**向下看**：只看自己不好的一面，不看自己也有好的一面，如工作上的成就、可以享受的生活。**向後看**：只看以前沒生病時多好而忽略活在當下的樂趣。

學學狡兔，找出不同活動空間

現在的人生活腳步緊湊，如果你問他：「為什麼要過得這麼忙碌？」相信絕大部分的人會告訴你：「為了追求更好的生活品質啊！」聽起來似乎很有道理。不過讓我們回過頭來想想，現在一直忙碌，受影響的是什麼？不就是好的生活品質嗎？很矛盾，對吧？

當然，我並不是反對大家努力工作，讓自己在未來能過更好，只是很多人真的只

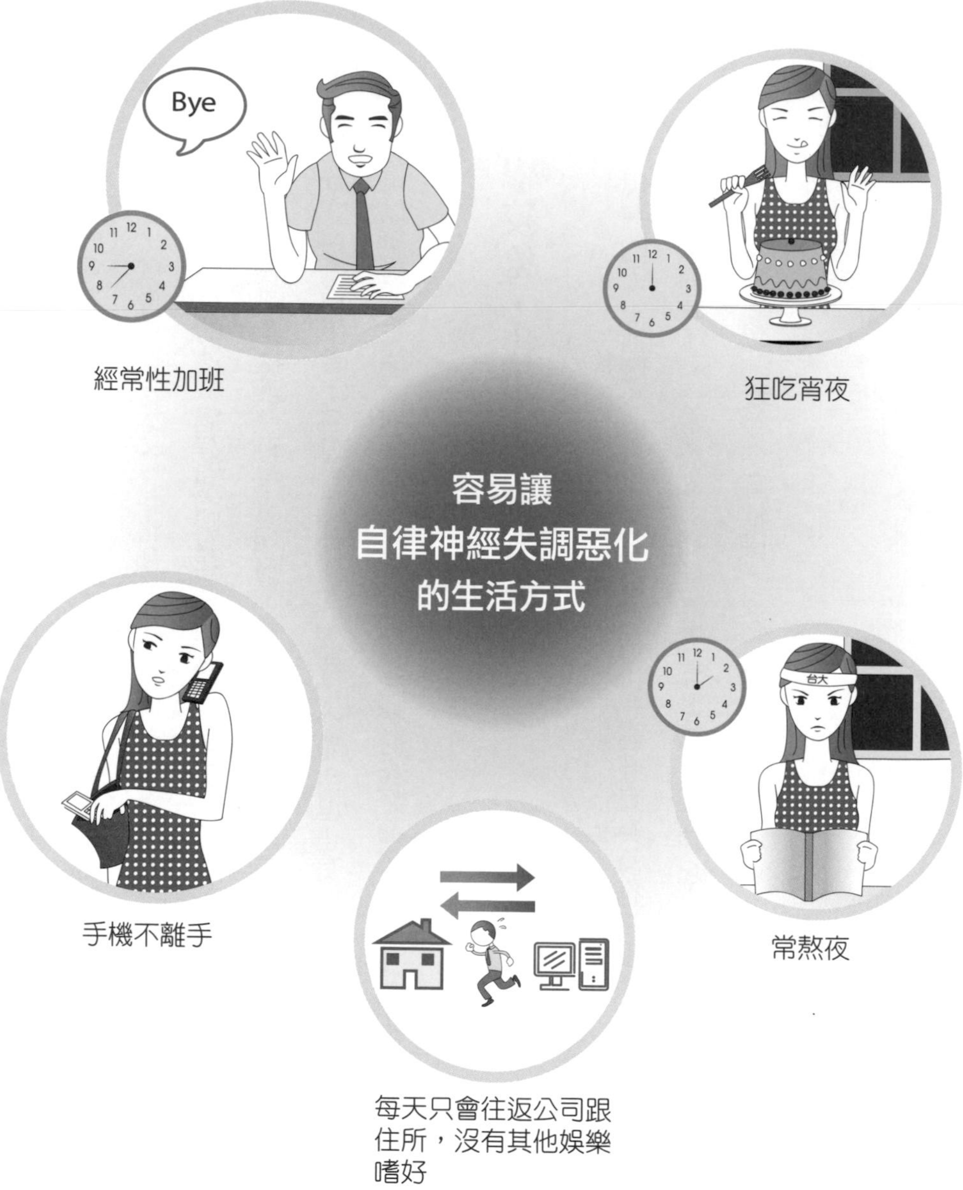
Bye
經常性加班
狂吃宵夜
容易讓
自律神經失調惡化
的生活方式
手機不離手
常熬夜
台大
每天只會往返公司跟
住所，沒有其他娛樂
嗜好

是在窮忙。再者，好的生活品質，絕不單指物質生活上的滿足，心靈、精神生活一樣重要——麵包能填飽肚子，精神食糧能滿足心靈，一個人必須有麵包也有精神食糧，才能擁有理想的生活。

許多自律神經失調病患，都另外有一個身分——那就是「工作狂」，就算還不到工作狂的境界，至少也有這個傾向。這些人不是把公司當家，就是常常把工作拿回家裡來做；偶一為之無妨，然而若是養成習慣，不但會打亂生活節奏，作息也可能會因此而大幅紊亂。

工作時，交感神經活絡；休息時，副交感神經活絡。若能把工作、休閒的時間清楚做區分，對於自律神經系統的運作具有穩定作用，反之則有反效果。

另外，自律神經失調的患者普遍缺乏運動。養成規律運動的習慣，有助於調節自律神經。尤其許多太ㄍㄧㄥ的人，常常不懂得適時休息一下喘口氣。個性上的調整可能需要較長的一段時間才能看出效果，無奈的是健康是不等人的，若能養成規律的運動習慣，算是另一種強迫自己休息的有效方式。

我建議自律神經病患學學狡兔，當然不是要幫自己找藏身之處，意思是**幫自己找出多個不同的活動空間，例如：運動場、游泳池、公園，甚至是健身房、才藝班都好，不要永遠只是公司、住處來回跑。**

穩定神經的芳香療法

不知道你有沒有類似的經驗，當聞到一陣花香的時候，身心會有一種祥和的感覺？鬱悶時聽一首輕快的曲子，憂愁彷彿會被趕走一點？心情低落的時候，身旁有個肩膀可以依靠，頓時情緒便能獲得紓解？沉悶的時候，看一看藍天白雲，心中自然豁然開朗不少？觸覺、嗅覺、聽覺、視覺等的刺激，能影響我們體內的神經系統、呼吸系統、循環系統、內分泌系統、消化系統以及精神狀態，芳香療法主要就是藉由氣味來舒緩身心，提高自癒力。

芳香療法在歐洲民間行之有年。植物與生俱來的氣味對人們會有不同程度的刺激，所謂的芳香療法就是以從植物中萃取而來的精油為媒介，透過按摩、泡澡、薰香等方式，達到舒緩精神、穩定神經、轉換情緒、解除壓力等保健身心的效果。

精油功效

情緒反應	有效氣味
不安緊張	**柑橘**、檀香、乳香、安息、**佛手柑**、薄荷、丁香、百里香、**迷迭香**、春黃菊
興奮失衡	**薰衣草**、春黃菊、薄荷、**尤加利樹**、伏牛花
焦躁焦慮	伊蘭伊蘭、洋甘菊、**佛手柑**、天竺葵、**萊姆**、檀香、**薰衣草**、**甜橙**、**橙花**、**檸檬**
憤怒不滿	**薰衣草**、洋甘菊、**佛手柑**、甜橙、**玫瑰**、檀香、薄荷
壓力沉重	**薰衣草**、伊蘭伊蘭、檀香、橙花、甜橙、羅馬洋甘菊、**佛手柑**、快樂鼠尾草、葡萄柚、羅勒、**百里香**、天竺葵、**香蜂草**、**玫瑰**、**茉莉**、安息、紅柑、馬鞭草
精神不濟	迷迭香、歐薄荷、檸檬草、檸檬、佛手柑、橙、杜松子、羅勒、花梨木
疲勞倦怠	**薰衣草**、絲柏、**迷迭香**、杜松子、天竺葵
受到驚嚇	尤佳利、檀香、岩蘭草、伊蘭伊蘭、茶樹、迷迭香、甜橙、檸檬、天竺葵

精油使用注意事項：

1. 用新的精油最好先做皮膚測試，以免過敏。
2. 精油基本上不可直接塗抹於肌膚上，要加基礎油稀釋。
3. 避開眼睛和私密部位。
4. 同一種精油勿天天使用。
5. 孕婦、嬰兒要特別注意不可使用的精油種類。
6. 患有高血壓或才動過手術不久的人，使用精油前最好先詢問醫師或芳療師。
7. 精油的品質對芳香療法的效果具決定影響，請向誠實可靠的廠商購買。

我們都知道，壓力是引發自律神經失調的一大因素，伴隨壓力而來的情緒反應，多半不是愉快的。精油的香氣，能帶來情緒上的正面效果，讓緊繃的神經放鬆，不論是透過觸覺（按摩），還是嗅覺（薰香），大腦所接受到的都是愉快且正面的刺激，自律神經系統的功能漸漸會跟著提升，身體的免疫力也能逐漸增強。這方面資料很多，前頁的表格當中，加粗者便是我常使用、覺得效果不錯的，另外其他可參考我的網站。

與壓力和平共處

壓力就像水庫一般需要定期洩洪，如果你長期忽略、任其累積，恐怕會對身體造成嚴重的傷害。我們可以將壓力視為一種刺激，適當的壓力、適當的回應，能幫助身體內部環境機能更有彈性。透過下頁的圖文解說，提供大家正確面對壓力、解決壓力、紓解壓力的方法。

學會與壓力和平共處，不僅僅是自律神經失調患者最大的課題，也是生活在繁忙進步社會中，每一個人的共同課題。

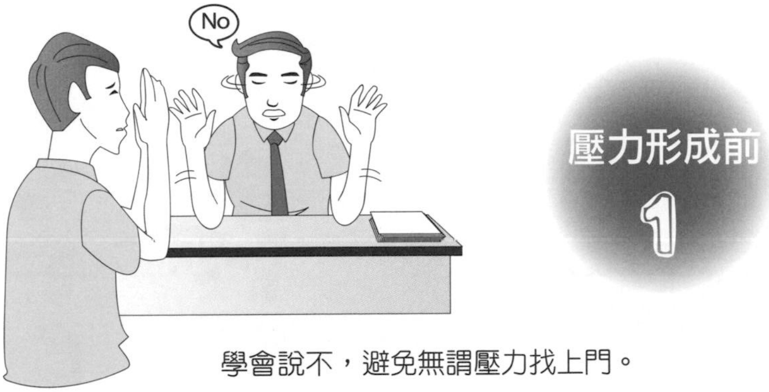

學會說不，避免無謂壓力找上門。

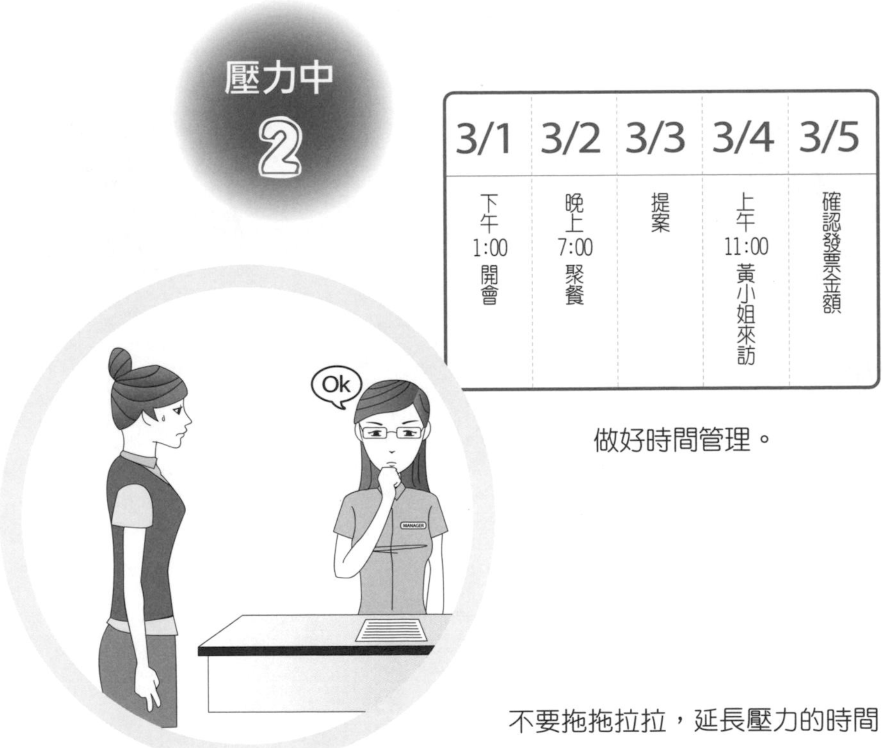

做好時間管理。

不要拖拖拉拉，延長壓力的時間。

紓壓好方法 3

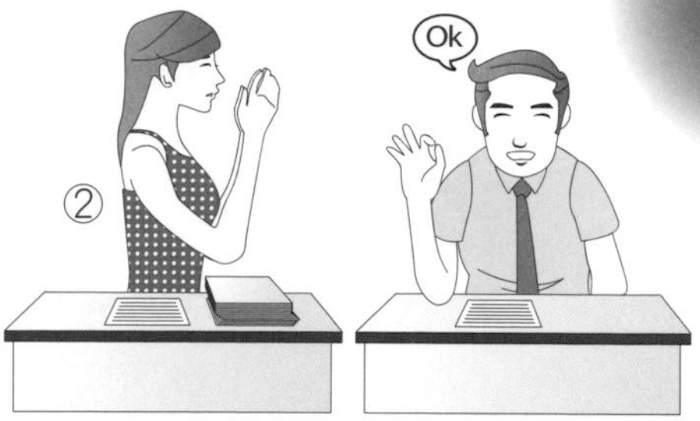

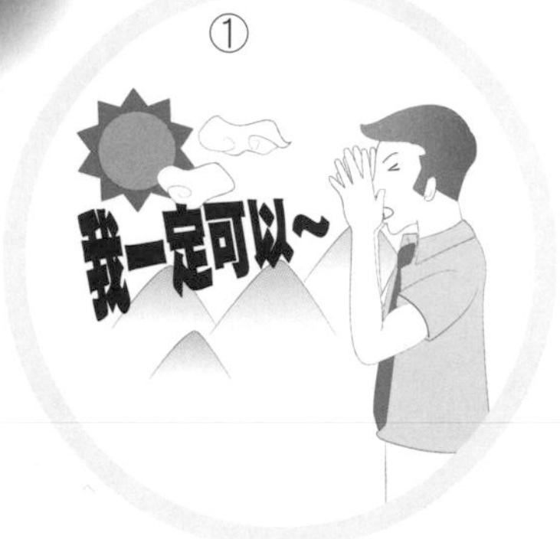

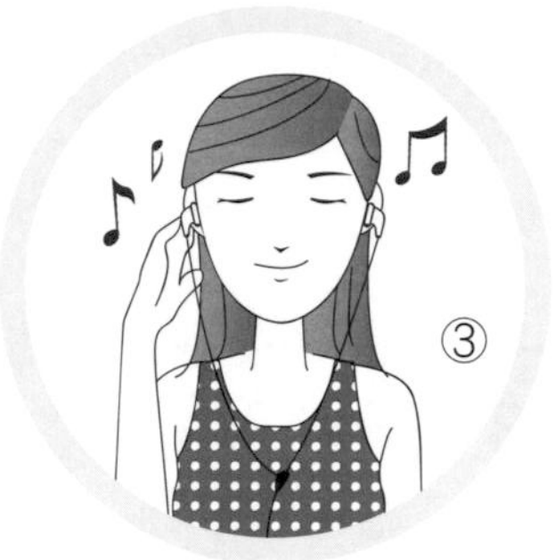

① 對自己有信心。
② 學會求救。
③ 學會放鬆。
④ 發洩壓力。
⑤ 把煩惱說出來。
⑥ 不要太過要求完美。

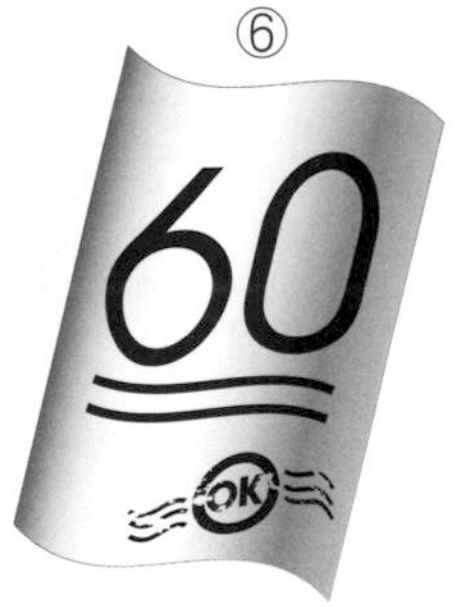

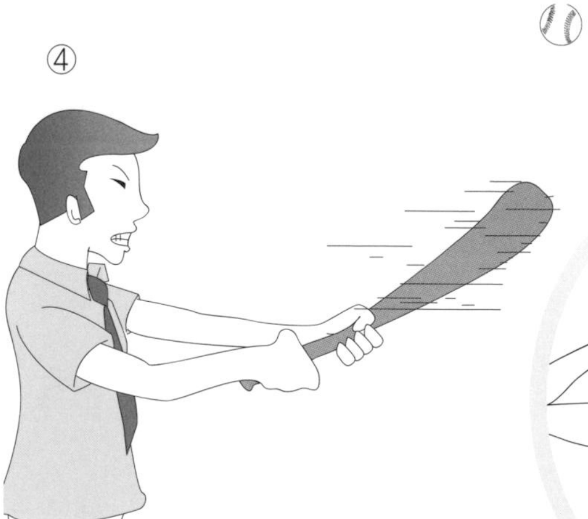

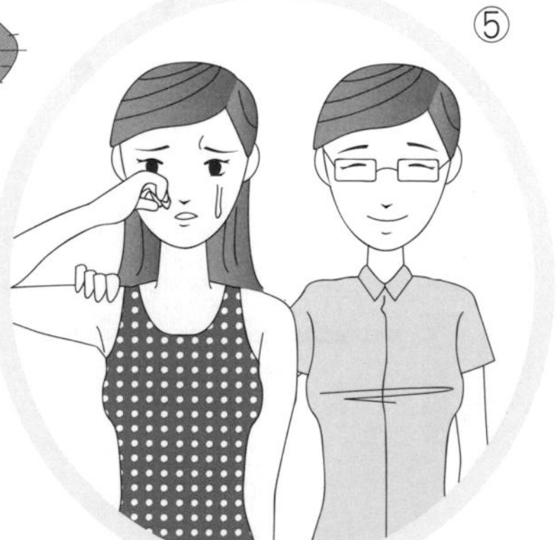

規律運動調節自律神經

養成規律的運動習慣，是調節自律神經的好方法。我建議選擇能讓身體放鬆的運動，如游泳、打太極、氣功、瑜伽、腹部呼吸、外丹功、靜坐、快走等，比較不建議太劇烈的運動。我曾經接觸過一個六十歲的病患，身兼數職的生活模式，使得她患有嚴重的自律神經失調，焦慮、失眠等問題長期困擾她，到最後連情緒都失調。當治療進行到緩解期後，我鼓勵她走出去，不要老是待在家裡，有空多到公園跟其他長輩們，一起練練太極、氣功等能夠調息的運動。一陣子後，長期困擾著她的問題，一一獲得改善，人也跟著開朗了起來。

運動對自律神經失調患者，有著生理與心理方面的益處：在生理上，運動後腦部所分泌的腦啡，能振奮情緒讓人心情愉悅；在心理上，運動能幫助自律神經失調患者，暫時將煩惱擺一旁，達到分散、轉移注意力的解壓效果。

運動有助於健康已經是老生常談的概念了，只不過真正能落實的人少之又少。不管你要預防自律神經失調的發生，還是正在想辦法擺脫自律神經失調，我都要鼓勵你拿出決心，持之以恆地運動下去，這是一個簡單、有效又不花錢的好方法。唯一要注意的是注意運動安全，別引發運動傷害。在本書第八章，我將介紹一種極為簡單且具立竿見影之效的運動——呼吸，大家不妨多參考，並落實於日常生活。

自律神經失調和你想的不一樣

「喂，你不知道今天的會議很重要嗎？要交代業績耶！怎麼還遲到？」

「我當然知道啊，就是太緊張，跑去拉肚子了啦！」

「是喔，啊，沒關係啦，你就是太緊張了，多訓練幾次就會習慣了！」

自律神經失調只是太緊張，過一陣子就會自動好了？

「自律神經失調只是太緊張，久了就會習慣，症狀就會自動消失！」這是多數人對於自律神經失調的迷思之一。

當自律神經失調出現反應症狀時，代表你的交感神經與副交感神經已經失去平衡，也就是說，往日配合無間的運作模式已不再，**倘若置之不理，症狀只會持續，甚至是愈來愈嚴重，不可能因為時間一久就自動好了。**

壓力是造成自律神經失調的原因之一，有人可能會說：「有壓力？那就試著看開一點，或者找些活動轉移注意力，藉此紓解壓力不就得了！」說得雲淡風輕、簡簡單單，似乎這不是什麼難以應付的狀況，容易解決得很！

嚴格說來這樣的建議並沒有錯，只可惜太理想化了些。仔細想想，有多少人真的可以無視壓力，或者輕輕鬆鬆的找到抒發管道？現代人為了生存、追求更美好的生活品質，層層關卡與考驗是無可避免的，每天一睜開眼，眼前就有無數個挑戰等著你，幾乎可以說，現實生活讓我們必須面對壓力。學生為了將來似錦的美好前途，在課業上努力著；上班族為了升遷、為了家中嗷嗷待哺的小孩，在工作上打拼著。每個人紛紛扛著自己應盡的義務與責任默默耕耘著，這些不是說看開就能看開的。

當壓力是無可避免、必須面對的生活課題時，萬一又碰上了自律神經失調，我們能怎麼辦？**找出致因，解決自律神經失調狀況，使其功能恢復正常才是正確的解決方法。**千萬不要傻傻地認為，自律神經失調就像疲勞一樣，只是一種暫時的短期症狀，不需要做任何改變或治療，只要時間久了，身體就會自動痊癒。

7章

3大關鍵飲食自療

自律神經失調雖然很難纏，但另一方面來說它卻又很好對付。覺得很矛盾嗎？其實說穿了，很多自律神經失調的病症，有很大一部分是由習慣所造成，比方說習慣追求完美、習慣給自己壓力等等。長期持續這些不良習慣，就會導致自律神經失去平衡，進而引發一連串生理上的不適。

想要改善自律神經失調，除了接受專業醫師治療、改變生活型態、調整思考方式之外，從食物或是特定保健食品來下手，也是很重要的一個環節。當然，我還是要強調天然的最好，但日常生活中過度強調一定要吃什麼，每天算著吃什麼才健康，也未免壓力太大，所以記得不要太過硬性規定以免造成反效果。另外，自律神經失調者很多都有過胖的問題，以下除了告訴各位如何「盡量」、「最可能」的健康飲食外，也包括了對於肥胖者飲食方式的獨特見解！

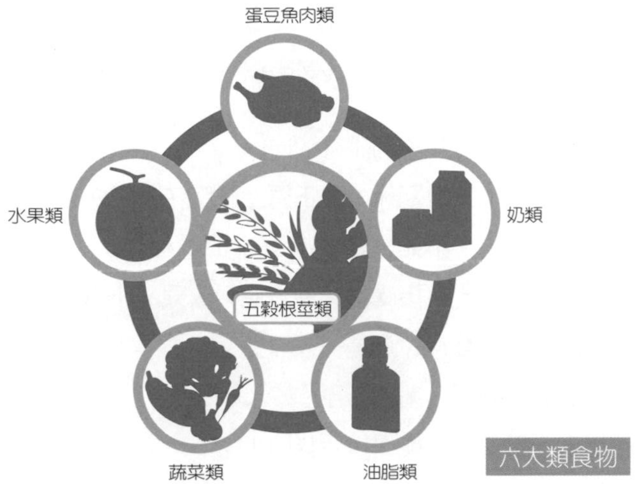
蛋豆魚肉類
水果類
奶類
五穀根莖類
蔬菜類
油脂類
六大類食物

實際上，我們所需的營養素，從食物中攝取就最安全！但講得容易做得難，所以這裡也提供了些保健食品供參考（其中的推薦食材是我自己平日搭配食用的），要對付自律神經失調，建議可從抗氧化、紓壓二大方面著手。接下來我們就一一來破解，自律神經失調的食物密碼吧！

你的飲食觀念正確嗎？

「每日均衡攝取六大類食物，讓多元化的營養素幫你的健康加分！」這句話乍看之下正確極了，不過這句話要成立，背後可是含有很多「但書」的。

食物怎麼吃，與我們所攝取到的營養素有相當關係。錯誤的飲食觀念與習慣，只怕會讓食物的營養價值大打折扣。別急別急！在破解自律神經失調的食物密碼之前，我們先來做個小測驗。就可以知道你的飲食觀念是否正確。

Test 6 你的飲食觀念正確嗎？

說明：以下飲食觀念，如果你認同描述，請在框框裡打✓。

- ☐ 蔬菜要買就要買有機的！
- ☐ 早餐省下來不吃沒關係，反正馬上就吃午餐了，還能減肥呢！
- ☐ 喝飲料、汽水，不如多喝果汁。
- ☐ 吃水果太麻煩，直接喝果汁最方便，效果又不會打折扣。
- ☐ 邊看電視邊吃零食，真是一大享受。
- ☐ 斷食能清理腸胃，幫助排毒。
- ☐ 食物放冰箱，一定能保持新鮮啦！
- ☐ 保健食品對健康很好，多吃多補。
- ☐ 蔬菜水果都一樣，可以相互取代。
- ☐ 為了避免口味太重，最好使用低鈉鹽跟薄鹽醬油。

結果：✓愈多，代表你的飲食觀念愈糟糕喔！

怎麼樣？結果慘不忍睹嗎？如果你真的想要撥亂反正，趕緊來看一看下面的正確解答吧！

1 蔬菜要買有機的？

隨著我們健康飲食的概念提升，有機蔬菜、水果一時蔚為流行。但是，你真的知道怎麼分辨有機蔬菜、水果嗎？實際上有不少不肖商人，在種植過程中並沒有落實真正有機農耕，但會在收成前，利用方法製造「有機」假象，像是放蟲製造蟲咬的假象。

我們並非反對大家購買有機蔬菜，而是要說明不需太過相信有機蔬菜、水果的神話。若要購買時，盡量挑選一些大品牌，並認清有機產品認證標章。另外有些人認為有機蔬菜生食最好，小心吃進滿肚的寄生蟲喔！不管有機還是一般蔬菜水果，買回來最好都要在流動的水中清洗數分鐘，以確保食用安全。

2 不吃早餐省錢又減肥？

不吃早餐，到底Ok不Ok？

很多人可能會百分之百肯定回答：當然不Ok。實際上，這個答案因人而異喔！

對於日出而作、日落而息的人、正在成長發育中的兒童、青少年，以及需要多點能量提供活力的老年人來說，早餐是必須的。不過，對於自律神經失調，導致體重增加，而正在減肥的人而言，不吃早餐的確省錢又可以減肥。

不吃早餐很Ok，這樣的說法，大概違反了許多人心中的健康飲食教條。不過，現代人的早餐，多半是西式早點——漢堡加一杯奶茶，看起來分量不怎麼多，但熱量卻不少。再者，由於生活模式的改變，許多人往往超過十點才起床，吃完早點，幾個小時之後接著吃中餐；餐與餐之間間隔很短，上一餐的熱量還沒消化完畢，這一餐馬上又補充不少熱量，體重當然怎麼減也減不下來。

到底該不該吃早餐，真的應該要視自身狀況而定，不需要這麼僵化。

3 多喝汽水不如喝果汁？

很多人認為果汁是健康飲料，於是倡導與其喝汽水不如喝果汁。實際上果汁所造成的肥胖問題，並不下於汽水飲料。

喝果汁不如多喝水。

市售果汁通常含糖量高，營養價值低。至於現榨的新鮮果汁呢？雖然保有了豐富的維他命、礦物質等，但其所含糖分和熱量，對健康所造成的傷害，恐怕遠遠多過養分帶來的好處。嚴格說來，果汁並非補充水分的好選擇。

4 打果汁來喝營養又方便？

現代人生活過度忙碌，很多人忙到連削顆水果的時間都沒有，但是營養師、電視媒體、報章雜誌好像都說蔬菜水果很重要，一定要吃。怎麼辦呢？簡單！把它們全都打成果汁來喝不就得了！真的是這樣嗎？

果汁香香甜甜還含有營養，比起平淡無味的白開水來說口感好多了。這也是為什麼這麼多人喜歡喝果汁的原因。不過請注意，果汁是無法取代水果的喔！

水果中所含有的纖維素，在打成果汁後就會消失不見，除此之外，在搗碎和壓榨的過程中，某些易氧化的維生素也會被破壞掉。至於市售果汁，則還會有添加物，以及加熱滅菌卻反而破壞營養素的問題存在。纖維素對維持健康來說是相當重要的元素，建議大家別再當懶人，也別再拿沒時間當藉口了，能吃新鮮水果，就盡量別以果汁取代。

但在這裡有一點必須特別提醒，對於有體重過重困擾的人來說，水果絕對不是多多益善，相反的，應該要小心控制水果的攝取量。這是因為目前市售的水果，經過一次次改良後，雖然變得可口許多，但糖分、熱量也隨之水漲船高。

打個比方來說，以前的鳳梨大多酸澀，改良後的鳳梨，和罐頭鳳梨相比風味完全不遜色，雖然接受度變高，但糖分、熱量也變高了。想減重的人，不能不謹慎。

5 邊看電視邊吃零食超享受？

很多人都是零食的愛好者，彷彿每天不來一點就會渾身不對勁。一邊看電視、一邊享受色香味俱全的零食的確是一大享受，不過這樣的行為，對身體健康來說無疑是種傷害。

一般而言，市售零食多含有大量的脂肪、糖、鹽和各種添加劑，美味歸美味，對身體負擔卻不小，尤其零食獨特的調味，容易讓人一口接一口，一個不小心就吃下過多的熱量。長時間窩在沙發上吃零食又缺乏運動，小心肚子上的游泳圈愈來愈大喔！零食不是不能吃，但一定要把握適可而止的原則。

6 斷食清腸又排毒，很健康？

如果你身邊剛好也有斷食排毒的忠實信徒，相信一定聽說過有關於排毒的神奇現象——那就是斷食之後，會排出稀稀糊糊的黑便。黑便是真的，是無法抹滅的事實，但你或許不知道，其實那只是自然的生理現象，硬要跟排毒扯上關係，實在是有點牽強了。

人體消化道黏膜的表皮細胞，在正常狀況下每三至四天就會更新一次，最後隨著食物殘渣排出體外。在斷食期間，這些黏膜表皮細胞還是會自然老化、剝落，這些剝落的細胞，被消化酵素消化、細菌利用後，就會變成黑糊黏稠狀物質，也就是我們看到那烏漆抹黑的排泄物。

清理腸胃的概念是好的，不過我們實在不需要採用斷食這麼激烈的方式；再者，禁食期間還可能損傷腸道功能，造成營養不良的後果。多吃新鮮的蔬菜水果，或是在飯後飲用自製優格等方法，都能有效清理、維持腸胃道健康，建議大家多多採用這些方式吧！

7 食物放冰箱就一定能保持新鮮？

去逛一趟大賣場，吃的、用的、穿的，什麼都可以搞定，方便極了！可是，大賣場的大包裝，還真令人傷腦筋啊！尤其是食材，真不知道要吃到什麼時候才吃得完！沒關係，放冰箱就好了！嘿！冰箱可不能保證絕對保「鮮」喔！

當冰箱東西塞太滿、溫度沒調控好，都會影響保鮮的功能。**一般建議冷藏室溫度要低於五度，冷凍庫要低於零下十八度。若希望維持冰箱保冷度，別買太多東西把冰箱塞得滿滿的。**想要吃新鮮的食材，適量購買是比較理想的作法。

8 保健食品多吃多補？

利用保健食品來補充攝取不足的營養素，幾乎已經成了全民運動。由於生活型態、飲食習慣的改變，現代人的外食比例較高，想要只透過三餐來攝取足夠且全面的營養素有一定的困難度，因此護肝、護眼、綜合維他命等保健食品，成了大家的救命仙丹。

不少人對保健食品有著莫名的好感，認為保健食品對身體健康有益，絕對是好物，因此什麼都吞、什麼都吃，來者不拒，根本不管自己到底需不需要。其實，保健食品應該要適量吃，因為多吃無益。不同族群的人，所需要的營養素各異，若真希望透過保健食品來保養身體，先看看以下建議再做決定。

人體所需的營養素是定量的，最理想的方式還是透過天然食品來補充，保健食品只是擔任輔助的角色，千萬別和主角搞錯囉！

9 蔬菜水果可以相互取代？

「蔬果、蔬果」我們總是這麼說，彷彿蔬菜跟水果是同一類食物，可以相互替代。雖然不論是蔬菜還是水果，同樣都含有豐富的維生素C、礦物質和膳食纖維，但蔬菜跟水果是不一樣的，最大的差異在於熱量。

有些人會在蔬菜吃得少時，選擇多吃水果來補充缺乏的營養素，小心長期下來會攝取過多熱量喔！例如每一百公克的鳳梨有四十六卡、每一百公克的葡萄有五十七卡、每一百公克的蘋果就有五十卡——每天多吃一百公克的蘋果，一年下來你就會多吃一萬八千二百五十卡，如果都囤積下來大概會胖二·三七公斤左右。

10 低鈉鹽跟薄鹽醬油比較健康？

健康飲食要少油、少鹽、少糖，為了符合以上標準，低鈉鹽、薄鹽醬油順勢而起，打著少鹽美味的旗幟，強調它的健康特點。低鈉鹽對重口味的人來說，或許是個還不錯的選擇，但不見得適合每個人，例如腎臟病患者就不適合使用。

現代人追求精緻、美味的飲食，往往攝取過多的鈉，當體內鈉含量過多，容易造成鉀含量偏少。低鈉鹽就是用鉀取代鈉，讓食用者在食用同樣鹹味的飲食下，能同時減少鈉的攝取，增加鉀的攝取。低鈉鹽的原意是好的，只不過多數人因為「低鈉」特性，過度放心使用，到頭來反而攝取了更多的鉀，嚴重點會引發心律不整、腹痛、手腳顫抖等不適症狀。

至於薄鹽醬油，其所含鹽分比一般醬油稍稍低了3%到6%。**建議不論是何種鹽**

巴、醬油，少量仍是基本使用原則。倘若能適量使用，嚴格控制自己的攝取量，倒也不必花大錢買低鈉鹽、薄鹽醬油。

吃出抗氧化力，減緩失調症狀

「抗氧化」、「自由基」這兩個名詞，經常出現在報章雜誌、電視媒體中，相信大家應該都不陌生。厲害一點的讀者，可能還知道維生素C、維生素E具有良好的抗氧化作用，但究竟什麼是抗氧化，什麼又是自由基呢？

自由基的形成

首先，我們來看看自由基是怎麼來的。自由基產生的來源可以粗分為二，一個是經由體內正常生理運作所產生；一個是受到外界不良影響所產生。

陽光、空氣、水，是人類進行生命代謝的三大基本要素，而與氧結合的作用，我們稱為「氧化作用」。身體在進行新陳代謝的時候，需要氧氣的協助，自由基則是氧化過程中的產物。除此之外，為了對抗外來的病毒與細菌，白血球也會利用自由基吞噬外來的入侵者——這些過程屬於正常生理運作，我們都無法避免。除了自然生成的自由基之外，外在環境也會帶來自由基，例如菸、酒、輻射、紫外線、電磁波、環境污染、化學藥物濫用等因素，都會造成體內產生自由基。

自由基不全然是壞東西，人體需要自由基幫助我們對抗外來的細菌與病毒，但自由基極不穩定，它會攻擊細胞，使得細胞組織失去功能，進而影響器官運作，讓人衰老、生病；它還會破壞DNA，造成基因突變，增加罹癌的危險性。

要特別注意的是，**被壓力追著跑的人——同時也是自律神經失調的高危險群，較容易在體內產生自由基，尤其這時候因為壓力、疲勞，你的身體代謝功能不佳，身體可能會囤積過多的自由基。**

Test 7　你的抗氧化能力拉警報了嗎？

說明：符合狀況描述者，請在勾選欄打√。

- □ 愛吃肉，很少吃蔬果。
- □ 長期服用某種藥物。
- □ 常曬太陽且不做防曬。
- □ 有過敏體質。
- □ 長期使用電腦。
- □ 經常劇烈運動。
- □ 喜歡吃油炸、加工食品。
- □ 易生氣、緊張，情緒起伏大。
- □ 有抽菸史或常吸二手菸。
- □ 生活壓力大。
- □ 經常喝酒或有酒癮。
- □ 年紀超過40歲。
- □ 常吃快壞掉的水果。

結果：√愈多，代表你體內的自由基偏多，要多注意哦！

我們的體內原本就存在著一套消滅自由基的抗氧化系統，不過，當體內自由基過多、生長速度過快時，這一套系統來不及清除體內多餘的自由基，健康就會受到威脅與破壞。為了預防、對抗自由基對身體造成的傷害，這時候我們就需要抗氧化物質的救援。

抗氧化物質能與自由基結合，產生化學反應，讓自由基失去氧化作用能力，如此一來，自由基便無法發揮破壞細胞的本領，健康自然保得住。

補充抗氧化劑，消除疲勞更健康

許多醫學研究證實，攝取抗氧化營養素有助於鞏固人體對抗自由基的防禦。這些營養素普遍存在於食物中，我們可以將其分為兩類，一為清除、抑制自由基的天然抗氧化劑，如維生素Ｃ、維生素Ｅ、硫辛酸、前花青素、CoQ10等等；一為幫助人體形成抗氧化酵素的成分，如銅、鋅、硒、鐵等。

接下來，我們就先來認識一下與健康息息相關，比較為常見到的抗氧化營養素到底有哪些吧！

•維生素C

維生素C是第一個被發現的維生素，是人體中重要的水溶性抗氧化維生素，具有良好的抗氧化功能，能消除體內自由基。維生素C最厲害的一點是它的抗氧化力，能隨著血液和體液作用於體內各處。

深綠色蔬菜是很好的攝取來源，只不過維生素C是水溶性維生素，容易在烹煮過程中流失，所以要注意別過度烹煮富含維生素C的食物。

•維生素E

維生素E是人體中重要的脂溶性維生素，能避免細胞膜的脂肪酸被自由基氧化，有效減少壞膽固醇的存在。胚芽、全穀類、豆類、蛋類、綠色蔬菜都是攝取維生素E不錯的來源。

•GABA

GABA是一種天然胺基酸，全名為γ•胺基丁酸（Gamma-Aminobutyric Acid），在人體內，多半存在於脊髓中，是中樞神經系統的抑制性神經傳達物質。根據實驗顯示，GABA在腦部的濃度與我們的情緒有著密切的關連，GABA濃度低時，人會出現低落、恐慌、焦慮等情況。適量補充GABA，能使腦部沉靜，進而使人放鬆、穩定情緒，此外，GABA還有助眠效果。發芽糙米、紅麴等食物含有較豐富的GABA，不妨搭配於日常飲食之中。

• 硫辛酸

硫辛酸（Alpha Lipoic Acid）是一種存在於人體的天然超級抗氧化劑，它與其他抗氧化劑最大的不同，在於兼具脂溶性與水溶性的特性，這個特性讓硫辛酸能自由在細胞脂肪性與水性部分進出，增加其捕捉自由基的能力。換句話說，硫辛酸具有最強大的能力，以對抗自由基的破壞，活化人體細胞；除此之外，它還具備有增強體內原本就存在的抗氧化物功能，因此，說它是抗氧化物質中的超級明星，一點也不為過。

• CoQ10

CoQ10（Coenzyme Q10）是一種輔酵素，雖然本身不是酵素，但許多酵素的生化反應及生理效應，需要有輔酵素的存在，才能進行。CoQ10主要的作用是提供細胞能量，讓系統能快速活化。CoQ10還有另一個大名鼎鼎的稱號——「護心酵素」，對心血管的健康來說，它具有超級的保護力；此外，它在維護體內維生素Ｃ、維生素Ｅ的含量，也扮演著相當重要的角色。

・銅

銅能促進超氧化物歧化酶的形成。超氧化物歧化酶是人體細胞抵抗氧化損傷最重要的酶類之一，補充足夠的銅能幫助身體清除自由基。我們可以從肝臟、肉類、全穀類、堅果類、豆類、海產類等食物中攝取銅。

・鐵

鐵具有幫助抗氧化酵素進行氧化還原作用之效，能消除人體新陳代謝過程中所產生的過氧化物質，達到清除自由基的目的。日常生活中，我們可以從肝臟、肉類、蛋類、豆類、深綠色蔬菜、全穀類等食物中攝取到鐵質。要注意的是，鐵不能攝取過多，許多人誤以為貧血就要吃鐵劑，是大大的錯誤，貧血原因很多，失鐵性的貧血大多由胃潰瘍、出血，甚至是月經大量出血造成的，要找出原因而非單純吃鐵劑！注意！鐵劑千萬不要給小朋友吃，尤其是六歲以下的孩童，那是引起小朋友中毒的頭號原因。

抗氧化營養素

營養素	攝取來源
維生素C	• 深綠色蔬菜
維生素E	• 胚芽 • 蛋類 • 全穀類 • 綠色蔬菜 • 豆類
β胡蘿蔔素	• 紅、黃色蔬果如南瓜、胡蘿蔔、芒果 • 深綠色蔬果如油菜、蘆筍
茄紅素	• 橘、紅色蔬果，如番茄、西瓜、木瓜、紅色葡萄柚
生物類黃酮	• 柑橘水果 • 茶 • 蔬菜 • 全穀類 • 堅果類
兒茶素	• 茶類，尤其是綠茶
花青素	• 紅紫色、黑色蔬果中獲取，如葡萄、櫻桃、李子、覆盆子、桑椹、蔓越莓、茄子、黑豆
前花青素	• 紅酒 • 紅紫色水果如蔓越莓、覆盆子、小藍莓、葡萄籽 • 紅紫色蔬菜如茄子、紫甘藍 • 茶類如綠茶、紅茶
槲皮素	• 新鮮蔬果如洋蔥、蒜、蘋果、櫻桃、花椰菜、芥藍、蕃薯葉、甜椒、小白菜
GABA	• 新鮮蔬果如番茄、南瓜、高麗菜 • 發芽米 • 豆類製品如味噌、納豆 • 蕈菇類 • 泡菜
硫辛酸	• 動物內臟 • 牛肉 • 新鮮蔬菜如甘藍、菠菜

營養素	攝取來源	
CoQ10	• 動物內臟 • 沙丁魚及一般肉類	• 堅果類如花生、芝麻
銅	• 肝臟 • 肉類 • 全穀類	• 堅果類 • 豆類 • 海產類
鐵	• 肝臟 • 肉類 • 蛋類	• 豆類 • 深綠色蔬菜 • 全穀類
硒	• 大蒜 • 洋蔥 • 蔥	• 海產類 • 全穀類
鋅	• 肉類 • 海產類 • 奶類	• 豆類 • 蛋類

• 硒

硒能幫助人體製造抗氧化酵素，當體內有足夠的硒，抗氧化酵素的活性會比較好，身體排除自由基的能力自然提升。在日常飲食中，我們可以從大蒜、洋蔥、海產類、蔥、全穀類食物中攝取。

• 鋅

鋅與銅、鐵、硒一樣，雖然沒有直接參加抗氧化作用，但都具備增強抗氧化酵素的活性，幫助毒性較高的氧自由基轉換成毒性較低的物質，達到抗氧化的效果。我們可以從肉類、海產類、奶類、豆類、蛋類等食物中獲取鋅。

抗氧化這一陣子在報章雜誌、電視媒體

的大力宣導之下，成了熱門的保健新觀念之一。許許多多抗氧化保健食品順勢而起，強調吃了就能養生、抗癌等等。事實上，抗氧化營養素從日常飲食中，就可以攝取得到，非常平易近人，不需要花大把大把的鈔票才能獲得。富含抗氧化物的食物我們平常就可以接觸到，絕對不是遠在天邊，或者只有在懸崖峭壁才能取得的稀有食品。

抗氧化飲食有助於提高身體的免疫力、抵抗力以及自癒力，對自律神經失調患者有正面幫助，建議搭配在日常飲食之中。

吃出免疫力，預防自律神經失調

「什麼？你又感冒啦？免疫力有夠差的啦！」免疫力這三個字，近年來隨著健康意識的抬頭，外加電子媒體、報章雜誌的推波助瀾下，相信大家一定都不陌生。簡單來說，免疫力就是身體對抗疾病的戰鬥能力。

強化免疫力，自律神經才穩定

我們身體有一套對抗外來細菌、病毒入侵的系統，稱為免疫系統。你可以假想它是身體內部的一支小小軍隊，抵禦跟偵測是它們的主要任務，平日的工作就是抵禦外來的入侵者，比如細菌、病毒；還有監視身體內部叛軍，例如不正常增生的細胞。

人體的免疫系統相當複雜，其中最重要的一支部隊是白血球部隊。白血球部隊主要由吞噬細胞與淋巴球（B細胞、T細胞與自然殺手細胞）所組成：吞噬細胞負責對抗體積較大的入侵者，例如細菌與黴菌；淋巴球負責對抗體積較小的入侵者，例如病毒。免疫力的好壞與否，深深影響著身體的健康。此外，免疫力與自律神經更有著交互影響的作用，當體內這兩個系統皆維持在穩定平衡狀態時，健康才能有最佳表現，**想穩定自律神經系統，得強化自己的免疫力才行。**

特別提醒，免疫力並非愈強愈好，過度旺盛的免疫機能，可能會造成自體免疫疾病，恰當才是最理想的。

11大不可少的營養素

人體的免疫系統非常複雜，想要徹底搞懂它，可是件耗時的大工程，而且還不見得人人都能辦到。幸好要提升免疫力沒那麼困難，嚴格說來是簡單極了，只要你願意，大家都可以輕鬆辦到！只要均衡飲食、攝取全面的營養素，免疫系統的戰鬥力自然不在話下。

均衡攝取六大類食物，是維持免疫機能的必要作法，而一些營養素更是提升免疫力所不可或缺的。下列就是提升免疫力的重要推手。

・蛋白質

蛋白質是大家都很熟悉的一種營養成分，但你可能不知道，對免疫力來說它有多重要。基本上，蛋白質是構成白血球和抗體的主要成分，換句話說，如果你缺乏蛋白質，那麼你的淋巴球數目可能會大減，免疫系統的戰鬥力自然就會下降了。

對於大魚大肉的現代人來說，攝取足夠的蛋白質不會是問題，問題在於如何攝取優質蛋白質，建議從瘦肉、魚肉、牛奶、豆腐、菇蕈類中攝取較理想。

・維生素A

維生素Ａ能在體內各黏膜處築起一道重要的防線，避免我們的眼睛、鼻子、口腔、肺及胃腸道受到細菌、病毒的入侵。此外，維生素A與細胞的完整性有關，若身體缺乏維生素A，B細胞、T細胞、自然殺手細胞的活力會隨之降低，免疫機能便會受到影響。通常透過胡蘿蔔、葉菜類、深綠色蔬菜可獲得充分的維生素A。

・維生素B群

維生素B群與抗體及白血球的生成有關，其中又以維生素B_6、維生素B_{12}、菸鹼素、泛酸、葉酸與免疫力關係最密切。當身體缺乏維生素B群時，免疫系統容易出現退化現象，人也會較容易疲勞。維生素B群主要存在於牛奶、新鮮的肉類、綠葉蔬菜、全穀類等食物中。

・維生素C

維生素C能活化吞噬細胞的能力，並刺激身體製造干擾素，阻止病毒與白血球的結合，減少白血球的損失。

此外，維生素C還能促使膠原蛋白的生成，使細胞緊密相連，增加病毒、細菌入侵的困難度。不少蔬果皆含有豐富的維生素C。

免疫力的功能與作用

預防病毒感染	免疫功能良好，能抵抗流行性感冒等病毒傳染疾病。
加速身體的復元	當身體受傷或者感到疲倦時，優良的免疫力能加速傷口的復原、恢復活力。
預防老化	免疫力具有活化新陳代謝的功能，能維持身體的機能，延緩細胞老化速度。
產生抗體，避免再次感染	免疫系統能製造對抗病毒、細菌的抗體，讓我們免於重複感染。
預防癌症	免疫系統具有偵測功能，當發現體內出現突變或異常的細胞，會加以攻擊並排除。

・維生素E

維生素E可以促進抗體的產生，活化T細胞，清除過濾性病毒、細菌和癌細胞，還可以保護白血球細胞膜的完整，維持免疫系統的穩定性。我們可以透過豆類、小麥胚芽、蔬果、堅果類、植物油等攝取到維生素E。

・類胡蘿蔔素

類胡蘿蔔素主要存在於紅、橘、黃等顏色的蔬果之中，它的種類相當繁多，一些我們耳熟能詳的營養素，諸如β胡蘿蔔素、茄紅素、葉黃素、玉米黃素等，都屬於類胡蘿蔔素的一員。

一般來說，我們從蔬果的顏色，就可以判斷該蔬果所含的胡蘿蔔素屬於哪一種。例如，胡蘿蔔因含有較多量的β胡蘿蔔素，所以外觀呈現橘色；番茄含有較多量的茄紅素，外觀呈現紅色；玉米含有較多的葉黃素跟玉

Test 8 你的免疫力夠嗎？

說明：選擇出符合的狀態，並做上記號，最後統計總分。

編號	狀況描述	狀態		
		是	偶爾	不是
1	三餐在外面解決。	2	1	0
2	反覆減肥，體重一下輕一下重。	2	1	0
3	一個星期起碼喝四次的酒。	2	1	0
4	一天抽十支以上的香菸。	2	1	0
5	常吃油炸類食物。	2	1	0
6	正餐不吃，吃零食、甜點。	2	1	0
7	睡眠狀況不佳，難入睡或淺眠。	2	1	0
8	生活作息不怎麼固定。	2	1	0
9	不常運動，或者運動過度。	2	1	0
10	看到電梯一定不會走樓梯。	2	1	0
11	很容易感冒。	2	1	0
12	感冒通常要很久才會好。	2	1	0
13	過敏體質。	2	1	0
14	經常感到疲勞，且體力不易恢復。	2	1	0
15	傷口需要很久的時間才會癒合。	2	1	0
16	容易反覆便祕或拉肚子。	2	1	0
17	有使用安眠藥的習慣。	2	1	0
18	容易為了小事煩心。	2	1	0
19	容易感到沮喪、情緒低落。	2	1	0
20	不論做什麼事，都提不起勁。	2	1	0

接上頁

編號	狀況描述	狀態		
		是	偶爾	不是
21	對於別人的眼光感到在意。	2	1	0
22	對於現在的生活感到不滿意。	2	1	0
	總　計			

你的免疫力狀況

總　分	族　群	說　明
10分以下	免疫力飽飽型	你的免疫力很充足，暫時不太需要擔憂疾病的發生，但是提醒你，維持正常的作息是必要的，別仗著身體強健就忽視喔！
11~23分	免疫力中空型	你的免疫力普通，目前不會有什麼大毛病出現。唯一比較令人擔憂的是免疫力有點外強中乾，似乎需要加把勁再補足，否則只怕小毛病將會一一來報到喔！
24~35分	免疫力漏縫型	你的免疫力出現漏縫啦！建議你從飲食、作息及運動三大方面來補強自己的免疫力。只要能確實做到，免疫力的小裂縫還是可以被填補抹平的。
36分以上	免疫力破洞型	你的免疫力不太好，每次幾乎都逃不過流行性感冒的魔爪，而且一感染就需要較長的時間才能復原。建議你落實健康飲食、養成良好的生活習慣，以免大小毛病一齊來報到。

米黃素，外觀呈現黃色。類胡蘿蔔素被吸收之後，會轉換成為維生素A，對免疫力的提升相當有助益。

・生物類黃酮

生物類黃酮能調節免疫力、抑制癌細胞生長、幫助維生素C再生。通常存在於蔬果、堅果類、豆類中，諸如原花青素、兒茶素、槲皮素等，都屬於生物類黃酮。許多生物類黃酮屬於植物色素，這也是蔬果會有這麼多顏色的原因，想要攝取生物類黃酮，均衡食用各種顏色的水果是最佳管道。

・多醣體

多醣體能夠增強吞噬細胞的吞噬能力，增加T細胞的數量，活化自然殺手細胞，全面強化人體的免疫系統，還能幫助消滅癌細胞與病毒。

・礦物質

礦物質是影響人體免疫力的關鍵之一，**鋅**能夠幫助T細胞的分化和增生，提高自然殺手細胞的活性。**硒**能夠刺激T細胞的活性，促使B細胞產生抗體，減少病毒的變形，防止病毒的感染；此外，還能促進人體吸收其他加強免疫功能所需的營養素，如維生素Ａ、Ｃ、Ｅ等。其他如**鐵**能強化吞噬細胞的能力及活性；**銅**能幫助抗體的產生；**鎂**可以改善Ｔ細胞跟Ｂ細胞的功能。

均衡攝取六大類食物，不要偏食，就可以補充足夠的礦物質。

・含硫化合物

含硫化合物可以促進Ｔ細胞轉化，增加吞噬細胞以及白血球的活性，此外也可以增加自然殺手細胞的數量。不僅如此，含硫化合物還能夠抑制病毒，阻礙細菌跟蛋白質的合成，達到抗菌、殺菌的作用。食用洋蔥、大蒜等食物都是攝取含硫化合物的理想來源。

・乳酸菌

乳酸菌能活化腸道中吞噬細胞和自然殺手細胞，強化身體對抗癌細胞的能力，還能提高抗體的產生，增加腸內的有益細菌，抑制腐敗細菌分解蛋白質，避免過多毒素堆積在腸道中。

免疫力營養素

營養素	攝取來源
蛋白質	• 瘦肉、魚肉、牛奶、豆腐、菇蕈類
維生素A	• 胡蘿蔔、葉菜類、深綠色蔬菜
維生素B群	• 牛奶、新鮮的肉類、綠葉蔬菜、全穀類
維生素C	• 蔬菜、水果
維生素E	• 小麥胚芽、堅果類、豆類、蔬果類、植物油
類胡蘿蔔素	• 紅、橘、黃色蔬果如南瓜、胡蘿蔔、芒果 • 深綠色蔬果如油菜、蘆筍
生物類黃酮	• 蔬菜類、水果類、堅果類、豆類
多醣體	• 靈芝、樟芝、菇蕈類、冬蟲夏草
礦物質	• 六大類食物
含硫化合物	• 洋蔥、大蒜、十字花科蔬菜
乳酸菌	• 優酪乳、優格

10種提升免疫力的推薦食物

免疫力與我們的健康息息相關，與自律神經也有密切的關連。營養不足與營養不均，是普遍導致免疫功能失調的主因。現代人生活水準、品質大大提升，不會有營養不足的困擾，大部分問題出在營養不均。

所謂「吃得好，不如吃得巧」，每天吃大魚大肉，還把身體給吃出毛病，實在不是一個划算的交易啊。營養在免疫系統中，扮演著非常重要的角色，它是免疫系統的主要結構以及生成物質，現在，就讓我們來一起看看，如果想要提升自己的免疫力，可以多吃些什麼樣的食物吧！

- **洋蔥：**提到洋蔥，很多人對它的印象是「會讓人流淚」、「氣味很重」、「夠嗆，吃起來很過癮！」洋蔥獨特的辛辣氣味，源自於它特殊的成分——含硫化合物。除了含硫化合物之外，洋蔥還含有維生素B群、硒、槲皮素（生物類黃酮）、木犀草素（生物類黃酮）、山奈酚（生物類黃酮）等多種能提高免疫力的營養素。

  特別提醒：含硫化合物較容易引起脹氣，食用洋蔥的時候，可以同時搭配綠色蔬菜，以減緩脹氣現象。

- **菇蕈類：**洋菇、草菇、金針菇、秀珍菇、杏鮑菇、柳松菇、鴻禧菇等，都屬於菇蕈類食物，它含有豐富的免疫成分，例如多醣體、蛋白質、維生素B群、鋅等等。對於對抗癌細胞來說，菇蕈類可說是明星級食物。**特別提醒：菇蕈類雖然是提升免疫力的好食材，但普遍含鉀量高、普林也不低，腎臟病跟痛風患者，應謹慎食用。**

- **胡蘿蔔：**永遠位居「不受小朋友歡迎之食物名單」前幾名的胡蘿蔔，其實是很營養的食材，不僅能保護眼睛，豐富的維生素A、β胡蘿蔔素、維生素B群更能促進抗體和白血球的產生，加強身體的免疫力跟抵抗力。胡蘿蔔所含之β胡蘿蔔素，具脂溶性的特性，須和油脂搭配食用才易被人體所吸收，建議大家不妨多採用油炒的方式來烹調胡蘿蔔。

- **奇異果：**毛茸茸的奇異果，除了擁有最特別的觸感之外，它的營養價值也令人嘖嘖稱奇。奇異果含有大量的維生素C，而且被利用率很高，如果想要提升免疫力，來一顆奇異果準沒錯的啦！此外，奇異果還含有能幫助蛋白質合成的精胺酸，可以強化免疫機能，其他如葉酸、維生素A也是提升免疫機能、對抗癌細胞的小幫手。

- **彩甜椒：**顏色鮮豔的彩甜椒，光看外表就足夠讓人垂涎三尺、口水直流了。市面上常見的彩甜椒分別是黃色、紅色、橘色與綠色，每種顏色所含的營養成分略有不同，大致上顏色愈紅，所含β胡蘿蔔素愈多。

彩甜椒不僅僅是外表美豔動人，其維生素C、維生素A的含量，更是驚人，此外，礦物質含量也不容小覷。總體來說，彩甜椒是加強免疫力很理想的食材。

- **山藥：**想不到吧，山藥也含有多醣體呢！

說到多醣體，我們總想到靈芝，但其實山藥也含有多醣體，再加上皂素、黏蛋白、多巴胺等營養素的加持，讓山藥搖身一變成為人氣健康食物之一。多多食用山藥，能改善白血球下降的問題，讓免疫力更好，同時還能幫助調節心情，讓你更容易開心呢！

- **優酪乳：**大家都知道，飯後來一杯優酪乳有助於消化吸收，同時達到清理腸道的功效，但優酪乳的優點還不只這樣。它的乳酸菌能活化淋巴球，達到抑制癌細胞的效果；也能提高蛋白質的利用價值，維持免疫系統的強健。此外，優酪乳還含有維生素Ｂ群，這也是提升免疫系統的功臣之一。

  特別提醒：市售優酪乳含糖量高，喝多了恐怕會有體重增加的疑慮，如果能親手製造會好一點。

- **高麗菜：**高麗菜屬十字花科蔬菜，含多種能提高免疫力的營養素，如維生素Ｃ、槲皮素（生物類黃酮）、蘿蔔硫素（含硫化合物）等。若希望發揮高麗菜最大的效果，建議在烹飪時，別煮太久，以免流失營養。

- **鮪魚：**鮪魚是優質的動物性蛋白質來源，能幫助身體製造白血球跟抗體，提高免疫力的作戰能力。Omega3脂肪酸能幫助身體製造理想的細胞膜，預防自體免疫疾病；維生素E則可增加免疫細胞的活性跟數量；蛋白質是維持免疫系統的重要成分，也是維持健康不可或缺的營養素，雖然從肉類上，我們可以輕易攝取到蛋白質，但大口啖肉的同時，可能也會攝取過多的脂肪，對健康不利。建議大家不妨多選擇魚肉，尤其是深海魚來作為增強免疫力的食材。
- **大蒜：**大蒜雖然會幫你帶來令人退避三舍的口氣，不過它卻具有不錯的提升免疫力功能。大蒜裡的含硫化合物可以提高T細胞及吞噬細胞的活性，也會增加自然殺手細胞的數量。想要維持身體的健康，建議你別被大蒜獨特的氣味給嚇跑，不論生食或熟食，每天來個兩三顆就對了！

吃出抗壓力，減少壓力的累積

「年紀大了，什麼毛病都出來了。」以前這句話會從長輩口中聽到，現在倒是一堆三十出頭的上班族，老把這句話掛在嘴邊。每次我總忍不住笑著回道：「你才三十

十大提升免疫力食物

名　稱	提升免疫力成分	免疫力功效
洋　蔥	含硫化合物、維生素B群、硒、槲皮素、木犀草素、山奈酚	對抗癌細胞、減緩過敏、淨化血管，提升抵抗力、活化免疫細胞。
菇蕈類	多醣體、蛋白質、維生素B群、維生素D、鋅、鐵	抗癌、對抗病毒、維持白血球穩定的數量、活化免疫細胞。
胡蘿蔔	維生素A、木質素、β胡蘿蔔素、維生素B群	對抗癌細胞、預防感冒的發生、對抗病毒的感染、強化皮膚的免疫力、加速傷口復原。
大　蒜	含硫化合物、維生素A、維生素B群、維生素C、鐵	抑制致癌物質、活化免疫細胞、增加免疫細胞數量、活化新陳代謝。
彩甜椒	維生素A、維生素B群、維生素C、β胡蘿蔔素、茄紅素	抗癌、預防過敏症狀發作、減緩身體發炎不適、活化並且保護免疫細胞、強化身體修復功能。
山　藥	多巴胺、多醣體、薯蕷皂素、黏蛋白	對抗癌細胞、舒緩發炎的疼痛感、穩定情緒，進而提高免疫力、促進新陳代謝。
優酪乳	乳酸菌、蛋白質、維生素B群、寡糖	抑制癌細胞的形成、幫助抗體的產生、活化免疫細胞、預防並改善過敏、對抗病毒。
高麗菜	維生素C、吲哚、蘿蔔硫素、槲皮素	抗癌、降低過敏發生率、舒緩發炎不適、強化免疫細胞、對抗病毒。
奇異果	維生素A、維生素C、葉酸、精胺酸	有效抑制致癌物質、對抗病毒、加速身體的復原、預防過敏症狀發作。
鮪　魚	Omega3脂肪酸、蛋白質、維生素E、鐵、硒	對抗癌細胞、降低自體免疫疾病的罹患率、預防過敏、降低身體的發炎反應。

好幾，正年輕哪！」而對方總是滿臉無奈並投以哀怨的眼神，幽幽地說：「你有所不知啊，我壓力超大的，每天被壓力追著跑，不老才怪咧！」

壓力的確是一個麻煩的東西，它除了會使得自律神經失調之外，也會造成人體的老化。壓力是個無形的殺手，來無影去無蹤，對某些人來說，控制難度很高。

不過，人體對於壓力的回應是有形的——當壓力來襲時，荷爾蒙會改變，血壓、血糖會升高，血液中的脂肪也會跟著增加——一連串的生理反應，對健康都是傷害。

紓解壓力的方式很多，像是改變想法、調整心態等等。無奈這些可行方案說起來容易，做起來卻困難，往往從可行變成不可行；許許多多困在自律神經失調泥沼中的受害者，應該都有這種感嘆。

對抗壓力，除了想法、心態的調適之外，其實也可以從正確飲食方面著手！這對大家來說，應該會容易得多。以下有一些幫助紓壓的營養素與食物，提供給大家參考。希望透過跟日常生活最密切的「吃」，能幫助大家減緩壓力的累積。

10種常見的紓壓營養素

吃為什麼能紓壓？主要是跟食物中所含的營養素有關。某些營養素是與情緒相關的神經傳導物質，經過消化吸收後，能鬆弛神經、緩和情緒，達到放鬆目的。

接下來，我們就來看看哪些營養素具有這麼神奇的效果，可以改變你的情緒，讓你High起來。

・維生素B群

維生素B群是天然的抗壓劑，能幫助我們調節內分泌系統，維護神經系統的穩定，達到情緒的平衡。其中與紓壓最有關係的是維生素B_1、維生素B_6、維生素B_{12}、葉酸、菸鹼素。

維生素B_1有「鼓動士氣的維生素」美名；維生素B_6可以維持體內催化胺基酸代謝的酵素活性，減輕沮喪、倦怠；缺乏維生素B_{12}、葉酸、菸鹼素時，容易發怒，甚至導致神經系統受損……，平日我們可以從全穀類、胚芽、糙米、燕麥、內臟、肉類和豆類等食物中攝取到維生素B群。

•維生素C

維生素C是抵抗壓力重要的營養素之一。當壓力增加時，維生素C可以協助身體製造腎上皮質素，這是一種抗精神壓力的荷爾蒙。此外，維生素C還具有保護身體的作用，例如當壓力來臨時，身體會分泌組織胺，進而刺激胃黏膜細胞，導致胃酸分泌並使得黏膜細胞受傷，產生潰瘍，這時候，補充維生素C可以加速傷口復原，預防傷害擴大，平日我們可以從新鮮的蔬菜水果中攝取足量的維生素C。

•醣類

醣類，也就是我們常說的碳水化合物，根據研究顯示，碳水化合物具有鎮定神經的作用，這是因為碳水化合物在進入體內之後，會在大腦中轉換成血清促進素——一種有鎮靜作用的化學物質。當我們因感受到壓力而想要放鬆時，可以從六大食物中攝取到醣類，當然，你也可以選擇全麥麵包等複合性碳水化合物，迅速達到紓解壓力的效果。

•色胺酸

色胺酸是天然胺基酸的一種，它是大腦製造血清素的原料。血清素是一種神經傳

Test 9 我的壓力太大了嗎？

基本上，生活在這個世界，壓力人人都有，只是有些人神經粗了點，感受不太到，但是沒有感覺不代表沒壓力，更不代表你有抗壓的本錢跟本事喔！以下有些相關描述，如果你在這一個月內，曾經出現過類似狀況，請在框框裡打√。透過以下測驗，了解一下自己的壓力狀態吧！

- □ 最近肩膀總是跟石頭一樣，硬邦邦！
- □ 身體很嬌貴，隨便做個事，就感到疲累。
- □ 眼睛比以前更容易感到痠脹、疲勞。
- □ 嘴破的狀況比以前更容易出現。
- □ 體重雖然變輕了，但食慾也跟著下降了。
- □ 雖然每天都排便，但不是便祕就是腹瀉，很少正常。
- □ 老是覺得腦袋昏昏沉沉，隨便想幾件事就發脹。
- □ 偶爾會突然一陣頭暈，以前從來沒有過。
- □ 變換姿勢，尤其是站起來的時候，會感到小小暈眩。
- □ 就算利用假日補眠，還是經常覺得睡不飽。
- □ 情緒不太穩定，很容易為了一點小事生氣。
- □ 沒有像以前一樣這麼好入睡，而且變得較淺眠。
- □ 變得不太喜歡與人互動，以前並不會這樣。
- □ 有時候會突然感到一陣胸悶，或者喘不過氣來。
- □ 對工作提不起勁，注意力欠佳。

結果：√愈多，代表你的壓力愈大，需要好好舒緩一下了 ！

導物質，可以減緩神經活動、讓人放鬆不再緊張，還能舒緩心情並且助眠。魚類、肉類、奶類食品中含有較豐富的色胺酸，其他如豆類、堅果類食物也是攝取色胺酸理想的來源。

・酪胺酸

酪胺酸是天然胺基酸的一種，能幫忙神經元的傳導，維持神經作用的穩定。

此外，酪胺酸也是腎上腺素的前身，當身體缺乏酪胺酸時，會使得大腦某部位缺乏正腎上腺素，產生憂鬱、低落等負面情緒。我們可以從肉類、海鮮類、蛋類、乳製品中吸收到酪胺酸，素食則可以從大豆類食物攝取。

・鈣

鈣是維持神經穩定的重要營養素。當血液中的鈣成分不足，除了會引起肌肉的痙攣外，腦部神經中樞也會變得較興奮，並且頻繁作用於接受外界的訊息，這樣的狀況會讓我們感到焦躁不安。平日我們可以從乳製品、小魚乾、綠色蔬菜、豆類、海藻中攝取鈣。

・鎂

鎂與神經傳導、肌肉收縮、心跳規律有關，如果想要維持肌肉的放鬆、規律的心跳，身體內一定要有足夠的鎂才行。鎂除了可以促進細胞對鈣質的吸收，兩者一起作用，還能維持神經的平衡與穩定。一般說來，深綠色的蔬菜與堅果類食物就含有豐富的鎂。

・鋅

鋅不但可以幫助身體製造肝醣、維持血糖的平衡，還能使身體內的荷爾蒙正常運作，如此才能維持情緒的平穩。平日我們可以從海鮮類、堅果類或者肉類食物中來獲得鋅。

・卵磷脂

每個人在壓力來臨時，應該都有過覺得頭暈腦脹的經驗，這時候卵磷脂可以幫助我們找回清晰的思路，應付壓力所造成的腦袋混亂；卵磷脂能促進神經傳導物質的合成，活化腦細胞以改善壓力造成的精神疲倦。天然食物中以大豆與蛋黃中所含的卵磷脂量最多，其他如堅果、蔬菜也含有卵磷脂。

• Omega3

Omega3能增加血清素的分泌量，同時也是構成腦細胞膜的重要成分，它能幫助化學訊息順利在腦細胞間傳送溝通，並提升大腦的專注力、記憶力，以及控制情緒的能力。深海魚、亞麻仁籽是我們攝取Omega3最好的來源。

10種快樂食物+3種藥草讓你壓力OUT

「吃，讓我感到舒服暢快！」如果你聽到這麼一句話，大概會認定說話者是個愛吃鬼吧！實際上，吃本來就是一件令人感到開心的事情，因為食物中若有某些營養素與情緒的神經傳導物質有關，把這些食物吃下肚確實能調整情緒，如此一來，吃的確會讓人感到開心。所以，以後若是聽到相關的話語，千萬不要再認為別人愛吃了，他說的可是有科學根據的事實呢！

想要靠飲食來紓壓，有個重點，那就是吃對食物。吃不對的食物，會害得你賠了夫人又折兵，例如當你壓力來臨時，選擇將大把大把的洋芋片塞進嘴巴裡，只怕會體重狂飆、外型大扣分，且長期下來，對健康反而造成傷害。接下來，我們就來看看，要讓壓力出局，哪十種食物你一定不能忘記吧！

抗壓、紓壓營養素

營養素	攝取來源
維生素B群	• 全穀類、胚芽、糙米、燕麥、動物內臟、肉類、豆類
維生素C	• 新鮮的蔬菜、水果
醣類	• 五穀根莖類食物、蔬菜類食物
色胺酸	• 魚類、肉類、奶類、豆類、堅果類
酪胺酸	• 肉類、海鮮類、蛋類、乳製品、大豆類
鈣	• 乳製品、小魚乾、綠色蔬菜、豆類、海藻
鎂	• 深綠色蔬菜、堅果類
鋅	• 海鮮類、堅果類、肉類
卵磷脂	• 大豆、蛋黃、堅果類、蔬菜類
Omega3	• 深海魚、亞麻仁籽

- **蓮子：**別小看白白小小的蓮子，它所擁有的抗壓紓壓營養素可說是所有食物之冠。蓮子中含有醣類、維生素B群、鈣、鎂、色胺酸、酪胺酸等營養素，能舒緩我們的情緒，讓壓力消失於無形，算是「麻雀雖小、五臟俱全」的最佳演繹者。
- **花生：**花生的獨特香氣總讓人聞了之後莫名生起一股舒暢感。花生是很厲害的紓壓食物，富含情緒低落時的救火隊營養素——維生素B群，想要維持好心情，偶爾抓一把花生來吃吃，絕對沒有錯。提醒你，花生仁的包衣也很營養，食用花生的時候，最好一併將外膜吃下肚子！
- **乳酪：**疲勞的時候，來一小口乳酪吧！它可以幫助你恢復活力，改善萎靡的精神。乳酪含有酪胺酸、色胺酸、維生素B群、鈣和鋅，幫助神經穩定，趕走憂鬱的情緒。

特別提醒你，乳酪是經濃縮而製成的食品，營養雖然豐富，但熱量也頗高，食用時最好要控制攝取量，以免體重一不小心就快速攀升。

- **核桃：**核桃富含維生素B群、鈣、鎂、鋅、色胺酸等營養素，不但可以維護神經系統，還有助於改善因壓力所引起的肌肉緊張等狀況。如果你是一個很容易緊張的人，或者平時有睡眠上的困擾，建議你不妨把核桃當做零食，每天少量少量地吃上一些。
- **香蕉：**你是否也有過類似的經驗——只要壓力一來，便祕就來報到？這主要是因為交感神經過度旺盛，害得腸胃蠕動變慢而導致便祕的發生。如果你正好深受其害，那麼推薦你來根香蕉吧！香蕉是紓壓的好食物，不但具有多種紓壓成分，如色胺酸、醣類、維生素B_6、維生素C等，此外它還富含膳食纖維，能一併解除因壓力所引起的便祕問題。

不過，這裡必須要特別提醒大家，空腹的時候最好別過量食用香蕉，以免造成腸胃消化不良。

• **黃豆：**黃豆是近來炙手可熱、名氣響噹噹的健康食材，提起黃豆的好處，大家應該都不會忘記提到補充女性荷爾蒙這一條。

其實黃豆的好處不僅僅只有這樣，它所含的卵磷脂、色胺酸、維生素B群、鈣跟鎂具有良好的紓壓功效，同時也是幫助我們舒緩壓力的好食材。忙碌的上班族不妨偶爾來杯豆漿，幫自己打打氣，補充面對壓力的能量。

至於有痛風困擾的人，大可不必這麼害怕黃豆或豆類製品，雖然黃豆屬於中普林食物，但是它所含的普林是比較不會刺激尿酸上升的一類，只有在痛風發作的急性期需要避開，一般情況之下，只要不過量，還是可以食用黃豆及豆類製品的。

• **豆腐：**壓力大到讓你無法好好睡一覺？需要靠安眠藥才能入睡？如果你有失眠的困擾，建議可以幫自己加加菜，多吃點軟軟嫩嫩的豆腐吧！豆腐跟黃豆一樣，含有卵

十大抗壓／紓壓食物

名稱	提升抗壓力成分	抗壓力功效
蓮子	維生素B群、醣類、色胺酸、酪胺酸、鈣、鎂、鋅	安神，改善失眠症狀；穩定緊張、焦躁不安的情緒；維持良好的心情；改善壓力所帶來的頭痛、肌肉緊繃；預防精神疾病。
花生	維生素B群、醣類、鈣、鎂、鋅、卵磷脂	幫助維持好心情；穩定起起伏伏的情緒；改善肌肉緊繃；降低憂鬱症的罹患率；預防精神疾病。
乳酪	維生素B群、色胺酸、酪胺酸、鈣、鋅	振奮精神，消除疲勞；穩定緊張情緒；降低憂鬱症的罹患率；改善壓力對腦力造成的影響。
核桃	維生素B群、色胺酸、鈣、鎂、鋅	改善失眠；舒緩壓力所造成的肌肉緊張；改善神經衰弱現象；維護神經系統；改善壓力造成的心律不整問題。
香蕉	醣類、維生素B6、維生素C、色胺酸	減緩神經作用，改善失眠；提振並恢復精神；穩定神經系統；安定焦躁、緊張情緒；改善神經衰弱。
黃豆	維生素B群、色胺酸、鈣、鎂、卵磷脂	改善壓力對腦力造成的影響；安定神經系統；改善失眠狀況；改善因壓力所引起的肌肉緊繃。
豆腐	維生素B群、色胺酸、鈣、鎂、卵磷脂	活化腦力；改善失眠；改善因壓力所引起的肌肉緊繃；幫助情緒的調整；恢復精神與活力。
紅豆	醣類、維生素B群、鈣、鎂、鋅	穩定情緒，保持好心情；改善因壓力所引起的肌肉緊繃；安定神經系統；降低憂鬱症等精神疾病的罹患率。
雞蛋	維生素B群、色胺酸、鋅、鈣、卵磷脂	活化腦力；穩定神經系統；安定情緒反應，舒緩焦躁；預防精神疾病；幫助夜晚入睡
柑橘	醣類、維生素B_1、維生素C、鈣	振奮精神，恢復活力；調整情緒，維持好心情；改善憂鬱症狀；改善因壓力所引起的肌肉緊繃

磷脂、色胺酸、維生素B群、鎂、鈣等能紓壓的營養素，其中，色胺酸還有天然安眠藥之美名呢！這些營養素都能幫助神經的舒緩，讓我們放鬆心情，解除生理上的緊繃。

• **紅豆：**紅豆是很多女性朋友的好朋友，如果你是被壓力追著跑的那群人，不妨也跟紅豆交個朋友吧！紅豆含有多種抗壓的營養素，能幫助情緒調節，讓心情更放鬆，是理想的抗壓食品。

此外，紅豆也能幫助促進排便，建議大家食用時連同外皮、湯汁一起吃下肚，紅豆外皮富含皂素，能助排便、利尿，讓身體感到輕鬆舒暢。

• **雞蛋：**在比較窮苦的年代，雞蛋被視為高檔貨，不是要吃就有機會吃的。隨著生活水準的提升，雞蛋的身價大不如前，但是從營養層面來看，它依舊屬於高檔貨喔！雖然提到雞蛋，年紀稍長的人都會害怕膽固醇過高的問題，但實際上雞蛋所含的營養相當豐富，除了優良的蛋白質之外，還有卵磷脂、色胺酸、維生素B群、鋅、鈣等營養素，對於隨時處於高壓力狀態下的人來說，是相當不錯的紓壓食物。

- **柑橘**：柑橘富含維生素C、醣類、維生素B_1和鈣，可以幫助我們調整情緒，維持愉快的心情。除此之外，柑橘也含有多種抗氧化物質，如β胡蘿蔔素、生物類黃酮等，能消除自由基，延緩衰老速度，讓生理機能維持在良好狀態，對於抗壓性有正面的助益。在飽餐一頓之後，不妨吃幾片柑橘舒壓，重新找回活力。

- **蛇麻實**（**Hops**）：蛇麻實有一個更廣為人知的別名——啤酒花。它適合生長在溫帶冷涼地區，是啤酒的主要原料之一。蛇麻實含有鞣質、苦味質還有芳麻油等成分，它對人體有調整腸胃、鎮靜、利尿、緩合肌肉痙攣、紓解脹氣、刺激食慾、助眠等功效。對於每天必須面對各種壓力的現代人來說，具有安神、舒緩身心靈效果的蛇麻實的確是不錯的選擇。

- **纈草**（**Valerian**）：纈草是一種多年生草本植物，具有鎮定性的效果，打從古希臘羅馬時代，它就被人們用來作為治療噁心、腸胃脹氣、泌尿系統障礙、癲癇症等相關病症，偶爾更成為助眠、解除焦慮、安定神經的最佳藥草。纈草富含多種營養素，如纈草烯酸、纈草醚酯、γ・胺基丁酸、鉀、鈣、鎂、硒、碘等，在安定情緒方面有強大的效果。

- **香蜂檸檬草（Lemon Balm）：**香蜂檸檬草可以說是一種最普遍的藥草，它屬於薄荷家族，具有檸檬獨特清爽的香味，卻沒有酸味。香蜂檸檬草可以改善腸胃不適、促進消化、提振精神、放鬆心情，趕走憂鬱沉悶的情緒。一直以來，它都是歐美最受歡迎的抗憂鬱飲料。當你感到沒來由的情緒低落時，泡上一杯香蜂檸檬草茶飲，能提振精神喔！

4大呼吸祕訣改善自律神經失調

自律神經之所以被冠上「自律」這兩個字，已說明了它不能被意識所控制的特性，不過我們還是可以透過呼吸來調節它！

呼吸是我們唯一能掌握的自律神經節律

我們可藉由有意識地改變呼吸的節奏和深度來調節自律神經，達到神經系統的平衡，這個概念或許你已經相當熟悉了，但我還是要不厭其煩地再次提起，只因為對於自律神經失調症候群來說，呼吸實在太重要了！

即便在醫學科技漸臻成熟的今日，也沒有人敢提出治療方法、藥品絕對有效的保證，但是在這裡，我能向讀者們打包票，正確呼吸是一帖免費、方便又保證有效的藥方。只要學會正確呼吸、找出合適的呼吸頻率，任何人都有辦法強化自律神經的功能。

你很可能會想要驚呼：「傑克，這真的是太神奇了！」是的，朋友們，就是這麼的神奇啦！接下來，就讓我們一起來徹底了解神奇的呼吸吧！

> **Tips**
> **神奇的呼吸系統**
> 人體的呼吸系統可粗分為兩大部分，分別是「肺臟」和「呼吸道」。呼吸道指的是空氣到肺部的通道，諸如鼻、咽、喉、氣管、支氣管等。

呼吸的重要性

呼吸就是我們透過呼吸系統，從外界吸入氧氣、呼出二氧化碳，並幫助氧氣與二氧化碳進入或移出細胞之中，而**呼吸作用的目的，是提供細胞足夠的氧氣，並移除細胞活動中所產生的二氧化碳。**

倘若人體是一棟房子，那麼肺就是空調系統。在正常的呼吸作用下，這棟房子裡的空氣得以流通，溫度也可以獲得適宜的調節，人體自然不會感受任何不適。但是，一旦空調系統出了點問題，細胞作用受到波及，人體的全身上下都會直接受到影響

（別忘了，人可是由細胞所構成的），屆時，這棟房子的結構必然遭受破壞，久而久之，便會開始出現年久失修等各種大大小小的毛病。

所以，正確的飲食搭配合適的運動的確有益身心健康，除此之外，呼吸也非常重要。呼吸能讓血液中的含氧量增高、調整血壓、加強新陳代謝、改變心情、增加抵抗力等。當然，不是隨便吸幾口空氣就能達到以上效果，好的呼吸方式對身體健康才具有正面影響力。

用深呼吸對抗壓力

雖然，呼吸是所有生物與生俱來的本能，打從呱呱墜地的那一秒，人類便自然而然地呼吸著，不過你知道嗎？呼吸看起來似乎很簡單，但是多數人對於「理想的呼吸」，卻不見得有正確的認知。實際上，呼吸動作牽涉範圍超乎你想像的廣泛，從呼吸的節律、呼吸的速

Tips

自律神經（ANS）的祕密檔案

呼吸是少數我們能掌握的自律神經節律，吸氣時能刺激交感神經的活絡，呼氣時則能刺激副交感神經的活絡。透過一呼一吸的節奏調節，便能夠讓我們的自律神經達到協調的狀態。

率、呼吸的深度、呼吸的部位，到呼吸調節的附屬肌肉等，任何一個小環節都足以影響是否是理想的呼吸。

那麼，什麼是好的呼吸？**緩慢、深長的腹部呼吸，就是好呼吸**。

深呼吸多健康

走在路上發現，現代人愈來愈多人用嘴巴呼吸，呼吸的氣息又短又急促，這真不是個好現象，長期下來，對健康有害。短淺的呼吸容易造成血液含氧量不足，當人體細胞缺少養分，代謝身體內部廢物的能力會變差，久了，生理機能就會受到影響。

此外，根據臨床研究發現，短淺且快速的呼吸容易導致呼吸道疾病的發生。人呼氣時會把二氧化碳從體內排出，二氧化碳是一種弱酸，能消滅呼吸道中的細菌。呼氣速度快、淺，會使得所產生的二氧化碳濃度不夠，無法消滅呼吸道中的細菌、病毒，提升感冒、咳嗽、支氣管炎等呼吸道疾病發生的機率。

呼吸，是我們一生下來不需要學習就會的事。吸氣時吸入氧氣，呼氣時呼出二氣化碳，這一切都是再自然不過的了。這看似簡單且理所當然的事，實際上蘊藏著很深的學問，否則中國的氣功、道家的太極、印度的瑜伽等，就不會這麼強調調息這回事了！

研究發現，一般人日常呼吸頻率，一分鐘呼吸十二至十六次；情緒緊張時，呼吸頻率甚至會高達一分鐘二十次。

到底怎麼樣的呼吸節奏，才稱得上緩慢呢？**建議最起碼做到每六秒鐘呼吸一次**，也就是每分鐘呼吸六至十次。

深呼吸放鬆身體

你相信呼吸會洩漏你情緒的祕密嗎？你想想，要上台前，你會吸氣還是吐氣？完成一項

Tips

從印度古籍探討氣

《奧義書》是一本印度的古籍，書中有一小篇幅闡述著「氣」的故事。那個故事是這麼說的：

「氣息」、「眼睛」、「嘴巴（語言）」、「耳朵」、「思考力」是「生命」家的兄弟。有一天，兄弟間為了誰比較重要起了強烈的爭執。大家各說各話，沒有定論，決定請父親定奪。父親聽完了兄弟們的問題，閉上眼思忖一會，緩緩開口道：「你們之中，誰離開身體，會對身體造成最大的影響，誰就最重要！」聽完父親的話，「嘴巴（語言）」馬上出走。

一年之後，「嘴巴（語言）」回來了，他問：「我不在的時候，你們有很困擾嗎？」兄弟說：「雖然不能說

任務之後，你會吸氣還是吐氣？有人突然從背後拍你一下，害得你嚇一跳時，你會吸氣還是吐氣？

我們都知道，自律神經與情緒有關，當情緒緊張時，交感神經會興奮，身體會出現心跳加速、血壓升高、腸胃蠕動變慢等現象；放鬆時，則是副交感神經較活絡，身體會出現心跳減速、血壓降低、腸胃蠕動速度加快等現象。那麼，呼吸、情緒與自律神經之間的關聯呢？

當情緒緊張，比如像是要上台時，我們會習慣深深吸一口氣；任務達到後，整個人都放鬆了，我們會大大吐一口氣；受驚嚇時，除了會淺短吸氣，還會小小停止呼吸一下。

呼吸確實能反映出我們內在的情緒，當緊張、驚嚇的時候，我們習慣性會吸氣；

話，但還能呼吸、看東西、聽聲音，也可以思考，大致說來，困擾不大。」

為了證明自己最重要，「眼睛」、「耳朵」、「思考力」也都紛紛出走了。在他們不在的日子裡，雖然生活上的確有些許不方便，但因為有其他兄弟的相互支援，日子依舊能過得下去。

最後，輪到「氣息」要出走了，他一腳才踏出，其他兄弟就發現不對勁了，大家於是齊聲吶喊：「別離開我們，你最重要，沒有你，我們都無法生存了！」

當放鬆、感到解脫的時候，我們習慣性會呼氣。情緒影響著自律神經的作用反應，呼與吸之間也是。

吸氣的時候，交感神經較活絡；呼氣的時候，副交感神經較活絡。**我們可以藉由呼吸來調節自律神經，視個別情況做深呼吸、吸長呼短、吸短呼長的練習，讓自律神經回復到平衡狀態。**

一般說來，自律神經失調患者，大多呈現交感神經過度興奮的狀態。這時候緩慢呼吸，並加長呼氣的時間，能讓身體獲得放鬆，解除因壓力過大，造成的交感神經過度活絡問題，漸漸地，自律神經便能回復到協調狀態。

在正常情況之下，交感神經與副交感神經自然地維持著一種相對的、動態的平

Tips

緩慢呼吸能降血壓?!

關於呼吸與血壓之間的關係，在義大利曾經進行一項研究。他們將高血壓病患分為兩組，實驗組每天聽音樂三十分鐘，並且同時進行緩慢呼吸，把呼氣跟吸氣的時間都拉長兩倍，為期一個月；對照組則是沒有練習緩慢呼吸。

結果顯示，有緩慢呼吸的實驗組，平均收縮壓下降三個點，舒張壓下降四個點。沒有緩慢呼吸的對照組，血壓數值沒有任何改變。

衡。但忙碌的生活腳步、紊亂的作息，容易打亂這樣的平衡。在無法避免壓力的現實狀態下，現代人更應該學會深呼吸、慢呼吸，以維持健康基礎。

慢慢呼吸延年益壽

緩慢和諧的呼吸不但能幫助自律神經的平衡，也能延年益壽，放眼一般的動物，我們發現動物的呼吸頻率直接影響著牠的壽命。

動物	呼吸次數(分)	平均壽命
雞	28	10
狗	26	15
牛	20	30
大象	18	60
人	14	74
龜	2	200

當然，每種生物都有其構造及極限，在生理狀況可能的範圍做出緩慢、最佳協調的呼吸，對健康最有益處。

一樣是人，不同生活習慣產生的呼吸方式也能對延年益壽有幫忙，舉例來說，大多的宗教家都能夠活得比一般人要久，且疾病較少，這也許跟宗教家需要禱告或是唸經的習慣有關。

舉例來說，牧師的禱告聲音低微，保持很低的胸腔氣壓，跟我們動不動以高昂的音調氣壓說話不同，而在三分鐘的禱告之中，牧師平均換氣十五次，也就是說，每分鐘只有五次的呼吸頻率。佛教也是一樣，唸經時保持喃喃低調的音頻，而一句經文，如「南無阿彌陀佛」唸完都要四至六秒了，自然減慢了呼吸次數，這些都是調氣最佳的方式。

呼吸訓練預防過度換氣

凌晨兩點，一名正值花樣年華的少女，躺在急診室的推床上，臉色蒼白、手腳成僵硬狀，張著口快速呼吸著，並嚷嚷著：「我快不能呼吸了，我吸不到空氣，給我氧氣！」一群年輕人緊張地跟隨在推床邊，朝急診室大喊：「快，快給她氧氣，她快不能呼吸了！」

什麼是急性過度換氣症候群？

以上就是典型的「急性過度換氣症候群」。過度換氣就字面來解釋，即為每分鐘吸氣與吐氣的換氣量，超過人體正常的呼吸次數。當急性過度換氣症狀發生的時候，患者會自覺吸不到空氣，因此拼了命地想要吸入氧氣，呼吸會變得又快又淺。

在這種過度呼吸的狀態下，會導致體內的二氧化碳隨著呼吸不斷地往外排出，造成二氧化碳濃度變低，最後導致二氧化碳血症，隨後身體便會出現各種不同症狀，造成患者的不適。

典型的急性過度換氣症候群經常發生在年輕女子身上，這通常是因為一些負面的情緒反應，例如悲傷、氣憤、恐懼、緊張等，導致自律神經失調，讓呼吸不自覺變得又快又淺。此時，病人會有缺氧的感覺，因此往往更加緊張，呼吸就會變得更淺更快，造成惡性循環。

其實你沒有缺氧

實際上，雖然感覺缺氧，但當下的症狀並非缺氧所致，反而是因為二氧化碳濃度太低所引起的。以往針對這個情況，一線的醫護人員習慣採用「紙袋倒吸」的急性治療方式，不過，根據臨床結果統計，發現紙袋倒吸有導致病人缺氧的危險性，目前不再推薦使用。

Tips

真的是過度換氣症嗎？

有些疾病與緊急狀況，如敗血症、大量出血、急性心肌梗塞等，也會造成過度換氣，但這並不屬於過度換氣症。過度換氣症的定義是沒有任何其他病灶，單純因自律神經失調而導致過度換氣。

我建議，**當快而淺的呼吸開始發生時，最直接有效的方法是試著閉氣止息，避免二氧化碳被過量排出體外，等呼吸頻率受到控制之後，再接著舒緩緊張情緒，展開慢而深的呼吸方式**，如果能有效做到，通常在五分鐘之內，過度換氣以及其引發的種種症狀就會快速明顯地緩和下來。

二氧化碳不是廢物

過度呼吸的主角是二氧化碳，當二氧化碳濃度太低，就容易引發呼吸困難、急促等現象。二氧化碳濃度太低，相對來說，也就是血液中氧氣濃度太高。

「氧氣濃度高，不好嗎？」相信，很多人都有這樣的疑問。一直以來，我們對於呼吸的焦點，都在於氧氣的取得，甚至有諸如「氧氣愈多愈好」、「含氧量愈高愈好」等不夠正確、不夠全面的觀念。

二氧化碳在呼吸中所扮演的角色，似乎總是被忽略。提到二氧化碳，它總是跟「廢棄物」、「不需要的」、「一定要排出的」等相關形容詞連在一起。在這裡，我不得不幫二氧化碳平反一下。

二氧化碳的作用

系統／部位	作用
細胞	氧合作用。
血管與肌肉	協助平滑肌舒張，缺少二氧化碳會讓血管、肌肉緊縮。
免疫系統	平衡血液酸鹼值，加強免疫系統。
心血管系統	協助調節心血管系統。
消化系統	二氧化碳濃度低，會導致消化差。

二氧化碳實際上是呼吸的控制者、起始者，**人的呼吸反射是要視二氧化碳的濃度來決定的**，也就是說，二氧化碳的濃度決定大腦要不要下達「呼吸」的指令。不僅如此，二氧化碳在維持生理機能、身體健康方面，所扮演的角色也相當吃重。

二氧化碳是人體生理機能的調解者，和新陳代謝、氧氣的利用、血液酸鹼值的平衡都有緊密的關係。我們知道人體的血液必須維持著穩定的酸鹼值（pH.7.35~pH.7.45），身體各系統才能發揮其功效，只要小數點後面的數字多了一點點，或少了一點點，對整個身體健康來說，影響是相當劇烈的。

呼吸是維持酸鹼平衡的其中一個重要系統，二氧化碳直接影響的就是血液的酸度平衡；氧氣是身體運行的重要因子，在人體機制中，主要運送氧氣的是血紅素。

在正常呼吸的狀態下，氧氣得以釋放到全身，不過一旦血中二氧化碳不足的時候，代謝的需求被計算錯誤，氧氣就無法釋放並進入身體細胞組織，久了細胞組織會呈現缺氧狀態，並導致營養素缺乏，接著各種組織跟生理系統就會無端遭受波及。

總括來說，體內的平衡需要氧和二氧化碳和諧運作才能順暢運行。在維持生理機能過程中，二氧化碳不僅僅參與重要運作，並經常擔任控制的要角，它絕非個不重要的廢棄物質。

自律神經失調容易過度換氣

許多自律神經失調患者均有過度換氣的症狀。既然我們已經知道二氧化碳在維持身體健康的過程中扮演如此重要的角色，那麼不論是急性過度換氣，或是慢性過度換氣，最好都應該認認真真地正視，尋求根本解決之道。

完成一次次理想呼吸，是讓氧氣與二氧化碳達到相輔相成的最有效方式，也是維持健康的關鍵。對自律神經失調患者來說，練習理想呼吸的重要性更甚於一般過度換氣症患者，因為呼吸是少數我們能掌握的自律神經節律。找到適合自己的呼吸方式，除了能讓氧氣與二氧化碳在體內完美互動，更能擺脫自律神經失調的困擾，等同於握住開啟健康大門的鑰匙！這也是為什麼，我會如此地不厭其煩地一直強調呼吸訓練的主要原因。

慢性過度換氣更要小心

急性過度換氣有明顯的症狀，很容易分辨，但慢性過度換氣可就不容易被發現了。它是不知不覺的習慣，當壓力來臨、情緒起伏較大時，就會悄悄出現。

經過多年的觀察，我發現現在很多人的呼吸變得又急又淺，有些人甚至習慣用嘴巴呼吸。相信大家都聽過一句話：「滴水能穿石。」如果我們把身體比喻成石頭，那麼過度換氣就像是那容易被忽略的小水滴，一點一滴長期地默默啃食健康，實在輕忽不得。

過度換氣對身體的影響是全面性的，包含生理與心理：**心臟、神經系統、腸胃系統、情緒和認知都會受到影響，症狀表現多樣化，從胸悶、脹氣、疲勞、頭暈、憂鬱到注意力不集中，都可能是過度換氣所造成的。**

過度換氣所造成的不適

部位	症狀
心臟	胸悶、胸痛、心悸、喘不過氣、呼吸急促、窒息感。
神經系統	頭暈、頭痛、臉部麻木、手腳麻木、四肢無力、手汗、手腳冰冷。
腸胃系統	消化不良、脹氣、口乾舌燥。
全身	疲勞虛弱、頭重腳輕、運動耐力不夠、易喘、注意力不集中、情緒低落、憂鬱。

過度換氣與自律神經有著緊密的關聯，不論是要改善過度換氣，還是自律神經失調問題，相信呼吸訓練絕對是第一選擇。檢試一下你的呼吸狀況吧！別讓不適當的呼吸方式傷害了健康。

正確呼吸4大撇步

前面我說了這麼多深呼吸的好話，接下來，我們就來談談，到底應該怎麼深呼吸，才能促使身體更健康。首先，請先記住正確呼吸的四大祕訣：「**姿勢要正確、放鬆再放鬆、吸氣到腹部、花點時間慢慢吐**」。願意配合的話，請大家默唸五次，很快就會記住囉！

姿勢要正確——打直背脊，不左右傾斜

你曾經留意過你呼吸時的姿勢嗎？你呼吸的時候，是腹部起伏較大，還是胸部起伏較大？這些都是呼吸的關鍵！現在，我們從姿勢開始說起。

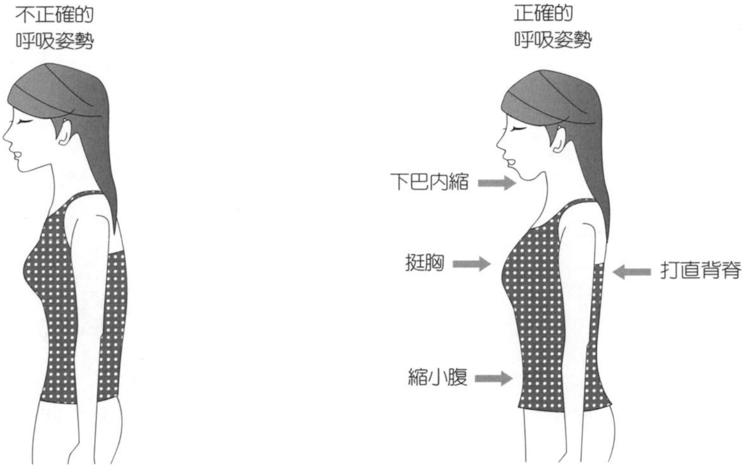

呼吸效果與姿勢有著相互影響、相輔相成的關係：假使從呼吸效果的出發點來看，呼吸深時，你的姿勢自然會較正確；呼吸淺時，你的姿勢容易偏向錯誤。

換個方向來講，從姿勢正確性來看，姿勢不良時，呼吸容易較淺；反之，姿勢正確時，就比較容易做到深呼吸——正確的呼吸姿勢，會讓呼吸效果更好；另一方面，改變呼吸的方式，你會同時發現姿勢也正在調整。

所謂正確的呼吸姿勢，就是打直你的背脊，不向左或向右傾斜，這時候你會發現，你的胸部適度挺出，下巴、小腹適度收起來。根據我的觀察，很多人沒有打直背脊的習慣，現在你也可以跟著試試看，全身放鬆，彎曲你的背部，你的下巴是不是會自然往前伸，而且有點上揚？一不小心，嘴巴還會微張、胸部會內縮？這個就是不正確的呼吸姿勢，這樣的姿勢容易導致呼吸變淺，甚至養成嘴巴呼吸的壞習慣。

記住，不論是站著、坐著或躺著，打直背脊都是進行深呼吸的第一個重要動作。

放鬆再放鬆——放空腦袋，感受氣息流動

進行呼吸的時候，要注意到身體應呈現放鬆狀態，進而讓心靈也感到放鬆。現代人——尤其是上班族，似乎都有著肩膀僵硬的毛病，或許是長時間打電腦、精神壓力大的緣故，大家成天緊張兮兮、神經緊繃，總是習慣拱著肩膀，久而久之，肩膀不僵硬也難。

呼吸的時候，若無法**放鬆你的頸肩**，很難做到緩慢深呼吸，效果也會大打折扣。甚至有人習慣緊握拳頭、咬牙切齒，在練習呼吸的時候，千萬要把這些壞習慣通通丟掉，才能幫助身體進入放鬆狀態。

另一個要放鬆的，是你的心態，對於自律神經失調患者而言，這個難度更高一級。雖然我們要求要做到正確地緩慢呼吸，但那是終極目標，一開始，建議大家別太注意時間問題。我曾經碰過病患，練習呼吸的時候，緊盯著馬表數時間，太過求好心切，反而無法達到放鬆神經、協調自律神經的目的。

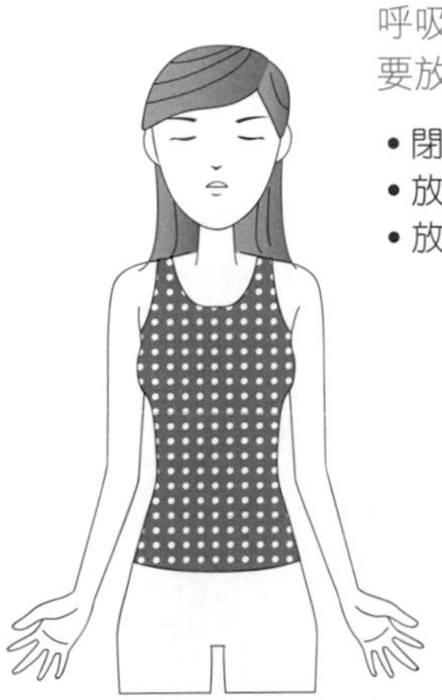
呼吸時
要放鬆身體和心情
• 閉上眼睛
• 放鬆身體
• 放空腦子

一開始練習呼吸，就自然呼吸吧！腦子裡不要一直想著：「我剛花了多少時間呼氣？」、「時間是不是太短了？」、「來，加油，再呼吸久一點吧！」諸如此類的念頭。**讓心靈放鬆，腦子放空，什麼都不要想，專心呼吸就對了！**放鬆再放鬆，指的就是放鬆你的身體，放鬆你的心理。

倘若你認為什麼都不想實在太難了，那麼建議你在呼吸的時候認真感受氣息的流動，輕輕閉上眼，會讓這一切容易點。

吸氣到腹部

對於「胸部呼吸」與「腹部呼吸」這兩個名詞，大家應該都不陌生。不過，你知道自己是採用何種方式呼吸嗎？現在請你一手摸著胸腔、一手摸著腹部，用平常的方式自然呼吸一次。哪隻手起伏較明顯，代表你習慣用該部位呼吸。

正確呼吸的第三大祕訣是「吸氣到腹部」，也就是所謂的腹部呼吸。有人可能會想要詢問：「腹部怎麼可能吸入空氣？」的確，腹部不會吸入空氣的。

腹部呼吸是指透過呼吸道，將空氣吸入，盡量讓橫膈膜向腹腔壓縮的狀態。這時腹腔會被壓得鼓鼓的，看起來就像是裝滿空氣一樣。

腹部呼吸好在哪呢？

在橫膈膜之下的腹腔，有著許多重要器官與組織，例如肝、脾、胃、腸，進行腹部呼吸的時候，橫膈膜的運動會連帶促使內臟運動，彷彿幫內臟ＳＰＡ一樣，腹腔裡血管密集分佈，經過按摩之後，血液循環會變得更加流暢，內臟機能隨之強化。

再者，腹部呼吸能幫助排出更多廢氣，增加血液中的氧氣量，讓新陳代謝、抵抗力提升。

接下來，我們就透過圖解讓大家能輕易掌握腹部呼吸的技巧。

Tips

張開吸、呼氣閉

當我的病患練習呼吸到一個程度後，我會請他們加入這個動作「張開吸、呼氣閉」，張開跟閉指的是眼睛。吸氣時，把眼睛張開，能讓交感神經作用發揮至極致，呼氣時，把眼睛閉上，能讓副交感神經作用發揮至極致，這個小動作會讓呼吸練習的效果更好，提供給大家做參考。

腹部呼吸練習 1

• 步驟

❶平躺於地上，請將身體放鬆。兩腿伸直，稍微分開。

❷將右手輕放於肚臍上（你也可以準備一本厚一點的書，放在腹部上方）。

❸從一數到五，在共五秒的時間內慢慢吸氣。吸氣的時候，盡量讓肚子漲起來（讓書本抬高）。

❹從一數到五，在共五秒的時間內慢慢吐氣。呼氣的時候，感覺肚子凹下（讓書本慢慢降下）。

❺總共進行五至十五分鐘，每天早晚各一次。

• 注意事項

習慣用胸部呼吸的人，可能會發現要讓腹部漲起來不是件容易的事。建議可以盡量放鬆你的胸部肌肉。

在正常呼吸的狀態之下，胸部會小幅度的擴大，這通常是發生在吸氣到底的時

❶

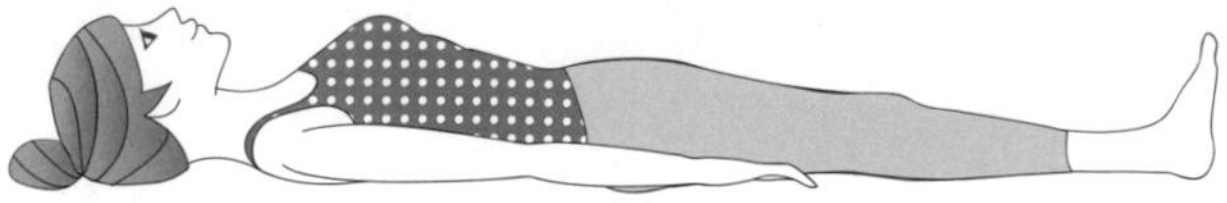

❷

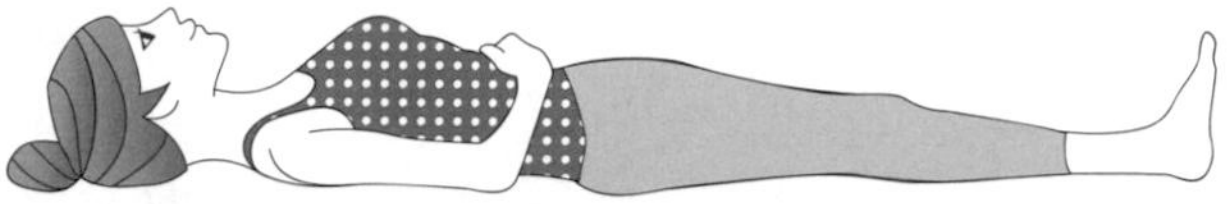

❸

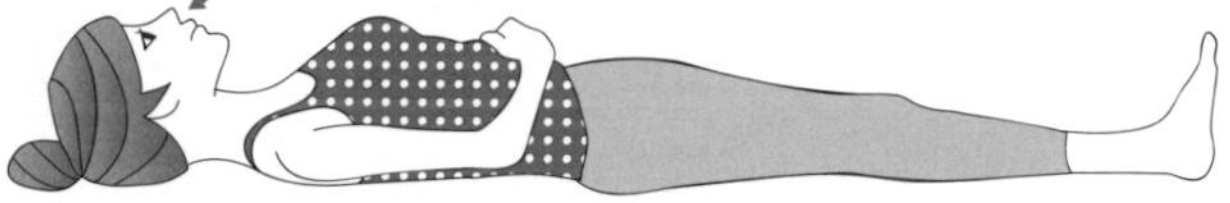

❹

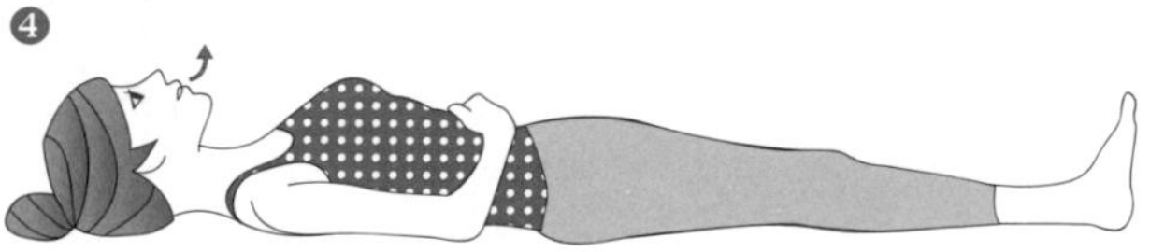

候——也就是手部或書本位置升到最高點時。一開始進行這個呼吸練習的時候，可以先用鼻子吸氣、用鼻子呼氣，等到熟悉了腹部呼吸之後，不妨可以改以鼻子吸氣、嘴巴吐氣的方式進行練習。

腹部呼吸練習 2

• 步驟

❶ 俯臥，採伏地挺身雙手打直、雙膝成跪姿的預備姿勢，將兩顆枕頭置於胸前。

❷ 雙手放鬆，身體往下壓，記得同時深呼一口氣，整個動作請維持四到五秒。

❸雙手打直，記得同時吸一口氣，整個動作請維持四到五秒。

❹重複上述動作，共總共進行五分鐘，每天早晚各一次。

• 注意事項

這個運動最主要的目的在於調整呼吸，而非訓練肌肉。建議運動時，將兩顆枕頭置於胸前，以減少使力。

❶

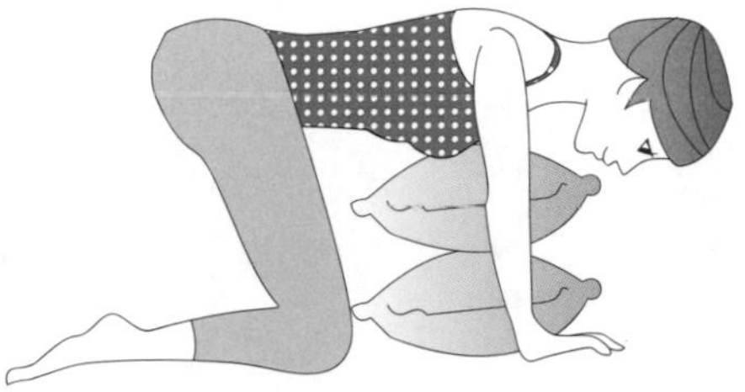

❷

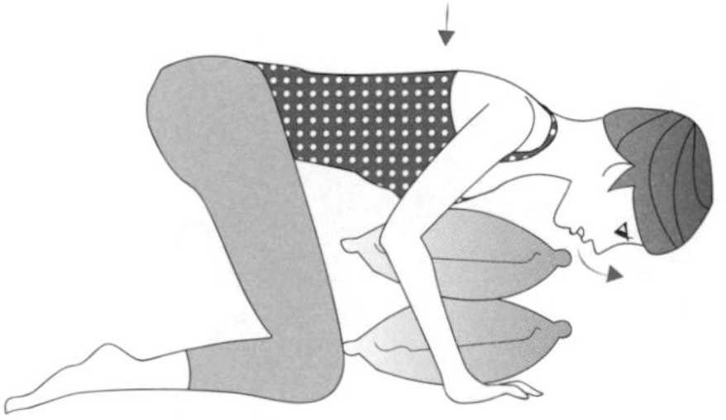

❸

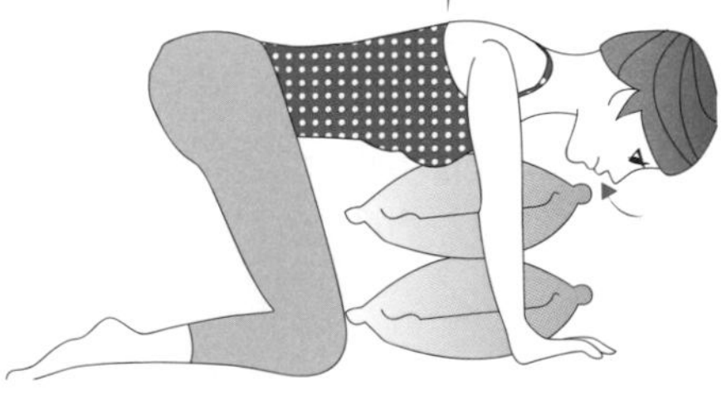

花點時間慢慢吐

「緊張的時候，可以深呼吸！」毫無疑問地，這似乎是大家都具備的常識，只不過我發現，說到深呼吸，許多人都從吸氣開始，通常是吸得多、吐得少，至於吐氣，很容易被忽略。

實際上，**吐氣是很重要的一環，想要真正放鬆身心，一定得學會慢慢吐氣。**

根據實驗的證明，人的腦波跳動由低至高可分為四個頻率帶：δ波（delta，無意識）、θ波（theta，潛意識）、α波（alpha，意識與潛意識的橋樑）、β波（beta，意識）。當我們的感官不斷運作時，腦波呈現高跳動率的β波；當身心感到安定，呈現α波；全然放鬆時，會進入到θ波；熟睡時可進入到δ波。

器官也好，感官也罷，都是需要休息的。現代人生活緊湊，一刻不得閒，別說醒著的時候不休息了，有時候連睡覺時間都還拼命做夢。雖說腦袋瓜不用會生鏽，但操勞過度身體也會受不了的，吐氣正好可以提供一個休息的機會，讓所有機能補充能量再出發。

吐氣的時候，副交感神經較活潑，身心呈現放鬆狀態，透過緩慢的呼吸，我們能讓腦波從忙碌的β波，轉換到安定的α波。藉由α波大量的產生，我們能釋放無形壓力，讓身心靈獲得養分，進而激發內在潛能跟靈感。

正確呼吸四大祕訣的最後一個祕訣就是「花點時間慢慢吐」，**吐氣能增加身體的柔軟度，讓身體更放鬆。**緩慢吐氣可以排泄較高濃度的二氧化碳，對健康更有助益。建議各位在進行腹部呼吸的時候，把握緩慢原則，盡可能讓吐氣的速度跟時間拉長。

呼吸再進化——找出最佳呼吸頻率

呼吸能調整自律神經，進而調節心率的變異，對自律神經失調患者而言，這可以說是一大福音。常常有病人問：「醫生，我應該怎麼呼吸？」我總是毫不考慮地就回答：「用腹部呼吸。」腹部呼吸能幫我們發揮呼吸真正的效用，這也是我一直鼓勵病患們練習呼吸的主要原因。

但是你知道嗎？除了腹部呼吸之外，呼吸還能更加進化！

我們都知道，能量的轉換需要耗費相當的力氣，恰當的呼吸頻率能讓身體能量達到最大利用，不被浪費。所謂的**更進化，就是找出合適的呼吸頻率，與腦波、心跳、體溫、血壓等週期之間達到共振效果。**

在HRV的頻譜分析中，高頻是副交感神經的頻率，低頻是交感神經的頻率，我們可以把心臟想像成廣播電台接受器。

在環境改變、情緒變動等等狀況下，自律神經會有不同反應：有時候可能是交感發生作用，有時候是副交感發生作用。當交感作用強時，心臟便會接受到低頻訊號；當副交感作用強時，心臟便會接收到高頻訊號。一個成天緊張的人副交感神經作用弱，心臟接受到的低頻訊號多、高頻訊號少，反之亦然。

一般說來，低頻LF通常分佈在〇・〇三至〇・一之間，高頻HF則落在〇・一至〇・三五之間。中華文化強調中庸——「不多不少剛剛好」是最好的，過與不及都不理想，自律神經的反應也是。根據研究發現，頻率落在〇・〇七五至〇・一二五之間，身體會達成共振，也是我們強調呼吸再進化的目標。

精密儀器教你呼吸

○．一赫茲的頻率，可以透過呼吸訓練而產生，要達到這個目標，我們需要靠儀器的協助，透過電腦運算，找出呼吸頻率，通常每六秒鐘呼吸一次，○．一頻率會特別高。當然，○．一只是參考值，不是絕對值，○．○七五至○．一二五都是屬於最佳頻率的範圍，至於哪個數值才是最好的，那肯定是因人而異。每個人的最佳頻率不盡相同，呼吸頻率也略有差異，這就需要勞煩電腦來幫助我們運算找出解答了！

Tips 你可能要了解的指標

・HF：高頻，是副交感神經的頻率，主要用來反映副交感神經的活性。

・LF：低頻，是交感神經的頻率，主要用來反映交感神經的活性。

・VLF：極低頻，主要用來反映交感神經的活性。

・SDNN：心跳改變幅度的大小。當SDNN愈大，代表心跳改變幅度愈大，心臟愈健康，自律神經功能也愈良好。一般說來，HRV高的時候，SDNN也會高。

乍看「精密儀器教你呼吸」這個標題，猜想可能不少人心裡正犯嘀咕：「呼吸，不是天生就會的嗎？」、「要機器來教人呼吸，會不會太荒謬了點？」

我想問的是，你確定你真的知道什麼是正確的呼吸嗎？

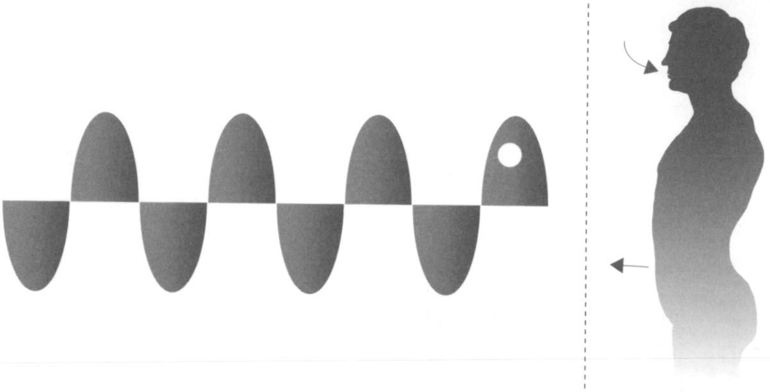

透過呼吸調節軟體，可以找出每個人最佳的呼吸頻率，讓自律神經功能發揮至極致。

嚴格說來，在日常生活之中，我們不太有機會去思考，甚至是意識到呼吸這回事，它每天就這麼自然而然的發生著。對於正確的呼吸，我們更是概念模糊。

呼吸受到自律神經的控制，就像心臟、胃、血管一樣，在我們沒有意識下永遠各司其職持續運作著，比較特別的是，**呼吸是我們少數可以掌握的自律神經節律**，對自律神經失調患者或想要維持自律神經平衡的人來說，正確呼吸具關鍵性影響。

我們已知吸氣會刺激交感神經的活絡，呼氣刺激副交感神經的活絡，掌握正確的吐納頻率，有助於自律神經的協調。適合每個人的吐納頻率不盡相同，這時候我們可以透過精密的儀器，計算出理想的頻率。

拜現代科技所賜，電腦可以在短時間內大量運算複雜的程式，配合清晰易懂的解說，讓使用者輕鬆上手。

目前坊間有幾套針對呼吸調節所設計的產品，透過感應器連接電腦，使用者便可以自行在家進行居家監測，只要簡單幾個步驟，你就能獲得脈波圖、自律神經頻率分析、協調度分析，以及自律神經協調功能等訊息，非常地便捷。

諸類呼吸調節產品，是透過ＨＲＶ數值做一個頻譜的分析。心跳有各式各樣的轉變，這些改變是受到自律神經交感、副交感的影響，兩者透過不同的頻率讓心跳改變。電腦負責運用一些複雜的數學元素，分析兩者作用。

那這精密的儀器怎麼教你呼吸呢？

電腦會透過計算，幫你找出最適合的呼吸頻率。**所謂最佳呼吸頻率，就是找出呼吸與腦波、心跳、體溫、血壓等週期之間，能達到共振效果的頻率。**

當呼吸頻率對時，身體所達到的共振效果愈好。每個人最理想的共振呼吸頻率不盡相同，有些人可能是六秒鐘呼吸一次，有些人可能是七秒鐘呼吸一次。精密的軟體就是負責幫你找出適合你的呼吸頻率，接著透過互動、練習慢慢達到目標。

中醫怎麼說《黃帝內經》中的呼吸養生法

在治療自律神經領域中，我在在強調「呼吸是唯一我們可以控制的自律神經節律」，想要解決自律神經失調問題，讓生理機能運作回復順暢，學會如何找到合適自己呼吸的頻率是相當重要的課題。

正確呼吸，長命百歲

心跳是心血管系統與自律神經健康的指標，正常的成人平均心跳約為一分鐘七十二下，但很少人知道，呼吸會影響心跳的變化。你可能會懷疑：「呼吸對健康真有這麼重要？」呼吸的重要，早在西元前二五〇〇年，也就是大約五千年前的黃帝時期，就已經被提出了！在《黃帝內經》十八卷中，黃帝跟岐伯曾有過這樣的對話：

黃帝問曰：「平人何如。」

岐伯對曰：「人一呼脈再動。一吸脈亦再動。呼吸定息脈五動。閏以太息。命曰：平人。平人者不病也。」

這段對話，用白話來說，即是：

黃帝問：「怎麼樣的人，我們可以說他是個健康的人呢？」岐伯回答：「呼吸能影響心臟的跳動及脈象，當每次吸氣與呼氣時各伴隨五次的心搏，就是代表著此人的呼吸是緩慢且深沉，這樣的人，我們可稱為健康的人——健康的人是不生病的。」

《黃帝內經》的說法，對照於今日西醫所說，即是呼吸時的心律變異。「想要擁有健康的身體，就必須將呼吸頻率調整到最佳狀態。」是中西醫皆贊同的觀念與做法，不論你是不是正為了自律神經失調所苦，建議你試圖找出適合自己的頻率，幫自己的健康加分！

RSA，大家一起來

「經過RSA呼吸訓練後，75%主訴壓力可以獲得改善；80%感到較易放鬆；60%感到內心較平靜和諧。另外，有73.3%受訓者表示，以儀器導引呼吸訓練比單獨練習呼吸來得有效。」

看完上面這一小段文字，我猜想現在你的腦袋裡可能會浮現兩個問題。「這是廣告文案嗎？」、「什麼是RSA？」我先回答你第一個問題，這並非廣告文宣或花招，這是由Frederick Muench, Ph.D., Helicor, Inc於二〇〇六年所發表的文獻。至於第二個問題的答案，則為「ＲＳＡ是一種調整ＨＲＶ（心律變異率）的呼吸訓練法」。

「心跳與呼吸有著相互配合的關係。」這觀點不論是東方還是西方，都有所論述。在東方，早在《黃帝內經》中就曾清楚說明這觀念，同時也揭示了呼吸的重要性；西方則是約莫在西元一七三三年間，由一位名叫史蒂芬・霍爾（Stephen Hales）的人提出了相關發現。史蒂芬・霍爾是英國科學家，在一次測量馬匹血壓的過程中，發現馬兒的血壓會隨著心跳而改變，而心跳又會被呼吸速率所影響。呼吸速率導致心跳改變的現象稱為「呼吸導致的心律不整（ＲＳＡ，Respiratory Sinus Arrhythmia）」，自此，愈來愈多人投入ＲＳＡ的研究與分析。

人體循環系統是否順暢、健康狀態如何等，有許多不同的判讀指標，ＨＲＶ便是其中之一，自律神經系統運作正常與否從ＨＲＶ數值可見端倪。過高或過低的ＨＲＶ均屬異常，代表心臟的健康狀態不佳，而誠如前文所提，心跳、呼吸與自律神經三者息息相關，所以可藉此推論，ＨＲＶ異常者，自律神經失調的可能性極高。反過來說，當自律神經呈現平衡狀態時，ＨＲＶ便會維持在標準範圍。

我們都知道，自律神經是自主神經，並不完全受我們的思考意志控制，呼吸是我們少數能自我掌控的自律神經節律。調整呼吸能幫助自律神經恢復平衡，不僅解決過度換氣問題，也強化ＨＲＶ的表現，當然，最重要的是身體健康的全面提升。

ＲＳＡ呼吸訓練能讓我們找到合適的呼吸方式，包含呼吸有多深、呼吸有多快，以及用什麼方法呼吸。呼吸頻率對了，自主神經系統的運作會變得更平衡。自主神經關係著身體各系統的運作，控制呼吸等於是控制了許多生理系統。

經過統計發現，與其他放鬆訓練比較，有77.8%受試者表示，呼吸訓練的放鬆效果比藥物來得實用、有幫助，甚至有75%則直接表示，ＲＳＡ呼吸訓練比瑜伽運動更有幫助。呼吸是我們的本能，但我們卻不見得知道怎麼呼吸對自己最好。ＲＳＡ呼吸訓練的最終目的是讓我們養成正確的呼吸習慣，讓它變成一種自然而然的反應，能因應外在環境的改變，卻不受其損害與影響。找到最適合自己的呼吸方式，身體便能達到共振效果，將能量的浪費減至最低，並感受到何謂通體舒暢。

學會呼吸永遠不嫌晚，建議各位讀者好好學習呼吸。若是你也想找出適合自己的呼吸，坊間其實漸漸有一些軟硬體設備能夠輔助，透過先進的科技來幫忙我們，可讓過程更加順利，能快速找到呼吸訣竅，學習效果必定更為驚人！

早在古代養生哲學中，呼吸即佔有一席之地，相信大家對它都不陌生，那就是吐吶。養生的目的，無非是希望擁有健康的身心，而生理機能運作順暢則是健康身心的根本。自律神經對全身器官的運作有決定性的影響，因此我們可以說，唯有自律神經功能正常，才能有健康的身心。透過呼吸搭配現代醫學工具，我們能更有效率的學會控制自律神經，讓其維持平衡，達到養生所追求的終極目標。

日前國內外興起一陣樂活風，不少人開始提倡慢慢呼吸的樂活哲學，此外，還有愈來愈多人深耕於太極、氣功的推廣。無論是生活態度，還是健身運動，在在強調的都是正確呼吸。人無時無刻不呼吸，希望透過這一本書，大家都能學會掌握呼吸重點，促使自律神經達到平衡，讓身心在每一刻都感到舒暢痛快。

健康
Smile 91

健康
Smile 91